K. Eibl

Arbeitsbuch Dysarthrie

Katrin Eibl

Arbeitsbuch Dysarthrie

Materialien für die Sprachtherapie und für zu Hause

ELSEVIER

Elsevier GmbH, Bernhard-Wicki-Str. 5, 80636 München, Deutschland
Wir freuen uns über Ihr Feedback und Ihre Anregungen an kundendienst@elsevier.com

ISBN 978-3-437-23611-2
eISBN 978-3-437-06381-7

Wichtiger Hinweis für den Benutzer
Die medizinischen Wissenschaften unterliegen einem sehr schnellen Wissenszuwachs. Der stetige Wandel von Methoden, Wirkstoffen und Erkenntnissen ist allen an diesem Werk Beteiligten bewusst. Sowohl der Verlag als auch die Autorinnen und Autoren und alle, die an der Entstehung dieses Werkes beteiligt waren, haben große Sorgfalt darauf verwandt, dass die Angaben zu Methoden, Anweisungen, Produkten, Anwendungen oder Konzepten dem aktuellen Wissensstand zum Zeitpunkt der Fertigstellung des Werkes entsprechen.
Der Verlag kann jedoch keine Gewähr für Angaben zu Dosierung und Applikationsformen übernehmen. Es sollte stets eine unabhängige und sorgfältige Überprüfung von Diagnosen und Arzneimitteldosierungen sowie möglicher Kontraindikationen erfolgen. Jede Dosierung oder Applikation liegt in der Verantwortung der Anwenderin oder des Anwenders. Die Elsevier GmbH, die Autorinnen und Autoren und alle, die an der Entstehung des Werkes mitgewirkt haben, können keinerlei Haftung in Bezug auf jegliche Verletzung und/oder Schäden an Personen oder Eigentum, im Rahmen von Produkthaftung, Fahrlässigkeit oder anderweitig übernehmen.

Bibliografische Information der Deutschen Nationalbibliothek
Die Deutsche Nationalbibliothek verzeichnet diese Publikation in der Deutschen Nationalbibliografie; detaillierte bibliografische Daten sind im Internet über https://www.dnb.de abrufbar.

25 26 27 28 5 4 3 2

In ihren Veröffentlichungen verfolgt die Elsevier GmbH das Ziel, genderneutrale Formulierungen für Personengruppen zu verwenden. Um jedoch den Textfluss nicht zu stören sowie die gestalterische Freiheit nicht einzuschränken, wurden bisweilen Kompromisse eingegangen. Selbstverständlich sind **immer alle Geschlechter** gemeint.

Planung: Julia Lux, München; Anne Wiehage, Fröndenberg
Projektmanagement: Ulrike Schmidt, München
Redaktion: Anne Wiehage, Fröndenberg
Herstellung: Ute Landwehr-Heldt, Bremen
Satz: Thomson Digital, Noida/Indien
Druck und Bindung: Drukarnia Dimograf Sp. z o. o., Bielsko-Biała/Polen
Zeichnungen nach Vorlage von Katrin Eibl, graphische Umsetzung durch Heike Hübner, Berlin
Umschlaggestaltung: SpieszDesign, Neu-Ulm
Titelfotografie: © SpieszDesign, Neu-Um

Aktuelle Informationen finden Sie im Internet unter **www.elsevier.de**

Vorwort

Dieses Buch soll zwei Funktionen erfüllen: Es ist zum einen ein Übungsbuch für Betroffene mit neurologisch bedingten Sprech- und Stimmstörungen, zum anderen eine Ideensammlung für Therapeut*innen, die Betroffene mit Dysarthrien behandeln. Gerade im Alltag einer Klinik, einer Rehaklinik oder einer Praxis möchte man manchmal schnell eine Übung hervorziehen, die man dann auch mit nach Hause geben kann.

Betroffene und ihre Angehörigen sollen ermutigt werden, regelmäßig Übungen zum Sprechen, zur Stimme, Atmung oder Betonung durchzuführen, um die Sprechfähigkeit zu trainieren, zu erhalten und insbesondere die Verständlichkeit im Alltag zu bewahren. Eine Dysarthrie erfordert ständiges Üben. Sprechen ist eine motorische Leistung, die nach einer Hirnschädigung abnehmen kann, wenn man sie nicht regelmäßig weiter trainiert.

Meine Intention bei diesem Buch ist daher genau das: Als Therapeutin in einer großen Klinik brauche ich oft kurze, knackige Anleitungen für Übungen zur Stimme, zur Artikulation oder auch zur Atmung. Ständig schreibe ich für jede Patient*in neue Übungen zusammen, oft als loses Blatt am Bett. Dadurch hat sich im Laufe der Zeit ein dicker Ordner ergeben, ein Sammelsurium von unterschiedlichem Übungsmaterial, auch zusammengetragen von Kolleg*innen und Fortbildungen. Ich wollte diesen Übungen einen neuen Schliff geben und sie so gestalten, dass sie attraktiv sind, leicht umzusetzen und jedes Übungsblatt für sich stehen kann. Daraus ergeben sich dann gleichzeitig Eigenübungen für Zuhause, die ebenfalls einzeln durchführbar sind.

Mit diesem Buch halten Betroffene eine Übungssammlung in den Händen und Therapeut*innen ein Repertoire an Material für alle Funktionskreise des Sprechens, welches sie in ihrer Arbeit mit neurologischen Patient*innen mit einer Dysarthrie unterstützen soll.

Katrin Eibl
Regensburg, 16.02.2022

Katrin Eibl
Krankenhaus Barmherzige Brüder Regensburg
Prüfeninger Straße 86
93049 Regensburg
Katrin.Eibl@barmherzige-regensburg.de

Fehler gefunden?

https://else4.de/
978-3-437-23611-2

An unsere Inhalte haben wir sehr hohe Ansprüche. Trotz aller Sorgfalt kann es jedoch passieren, dass sich ein Fehler einschleicht oder fachlich-inhaltliche Aktualisierungen notwendig geworden sind.
Sobald ein relevanter Fehler entdeckt wird, stellen wir eine Korrektur zur Verfügung. Mit diesem QR-Code gelingt der schnelle Zugriff.

Wir sind dankbar für jeden Hinweis, der uns hilft, dieses Werk zu verbessern. Bitte richten Sie Ihre Anregungen, Lob und Kritik an folgende E-Mail-Adresse: kundendienst@elsevier.com

Inhaltsverzeichnis

KAPITEL

1 Einleitung

Nach einem Schlaganfall oder bei einer neurologischen Erkrankung wie z. B. Morbus Parkinson oder Multipler Sklerose kann es zu einer Sprechstörung, einer sog. Dysarthrie kommen. Dabei ist die Sprechweise verändert, was auch die Verständlichkeit beeinträchtigen kann. Sie kann durch eine verwaschene Artikulation, eine heisere Stimme oder Kurzatmigkeit verändert und dadurch auffällig sein. Das kann dazu führen, dass man im Alltag nicht immer verstanden wird, dass die Gesprächspartner*innen häufiger nachfragen oder das Gespräch auch abbrechen. Telefonieren kann problematisch sein, ebenso mehrere Sprecher*innen gleichzeitig oder eine laute Umgebung. Eine veränderte Sprechweise kann auch stigmatisierend sein. Denn jemand, der sehr verwaschen spricht, womöglich lallt oder die Aussprache verzerrt, fällt auf. Das Gegenüber denkt vielleicht, der Mensch hat getrunken oder „mit dem stimmt etwas nicht".

Eine Dysarthrie lässt sich i. d. R. gut behandeln, denn das Sprechen ist eine motorische Funktion des Körpers und setzt sich aus der Atmung, der Stimmgebung und der Aussprache zusammen. Alle diese Funktionen lassen sich bewusst beeinflussen und deshalb auch üben und trainieren. Für die Behandlung einer Dysarthrie sind Sprachtherapeut*innen und Logopäd*innen ausgebildet. Sie finden die richtigen Ansätze für die Therapie und helfen den Betroffenen, ihr Sprechen und ihre Stimmgebung wieder zu verbessern. Der Aufbau dieses Buches spiegelt den Aufbau einer Therapie wieder. Nach vorbereitenden Übungen zu Haltung und Gymnastik für die Sprechwerkzeuge schließen sich Übungen für die einzelnen Funktionsbereiche an. Im hinteren Teil finden sich Übungen für die Gruppe und ein theoretischer Teil, der die Thematik von der fachlichen Seite her beleuchtet.

1.1 Zielsetzung

Das Buch richtet sich in erster Linie an die Betroffenen und ihre Angehörigen. Gleichzeitig ist es für Therapeut*innen geeignet, die Übungsmaterial für ihre Patient*innen zusammenstellen möchten. Idealerweise sind die Betroffenen in logopädischer Behandlung und bekommen zunächst eine Anleitung durch ihre Sprechtherapeut*in, anhand derer sie diese Eigenübungen durchführen können.

Die Übungen sind nach Funktionskreis und Übungsschwerpunkten sortiert und die Kapitel entsprechend strukturiert. Sie sind so konzipiert, dass jedes Arbeitsblatt für sich steht und daher ein individueller Trainingsplan zusammengestellt werden kann. Dafür findet sich im Anhang eine Kopiervorlage.

Die Übungen sind einfach formuliert und leicht umzusetzen. Jedem Kapitel geht eine Kurzbeschreibung des Funktionskreises voran, der geübt werden soll, sowie eine kurze Erklärung zu dieser Funktion. Auf jedem Übungsblatt findet sich eine kurze Erläuterung, was die jeweiligen Übungen bewirken sollen und warum sie wichtig sind.

1.2 Einführung in das Thema

Die Dysarthrien zählen zu den häufigsten neurologischen Kommunikationsstörungen. Sie treten bei sehr vielen neurologischen Erkrankungen sowie nach Hirnschädigungen durch Schlaganfall, Trauma oder Blutung auf. Die Prävalenz der Dysarthrien in Deutschland liegt bei 380.000 Fällen pro Jahr (Ackermann 2018). Das entspricht 440 Fällen pro 100.000 Einwohner. Wenn sie durch einen Hirninfarkt auftreten, dann geschieht die Veränderung des Sprechens von einer Minute auf die nächste. Bei vielen fortschreitenden neurologischen Erkrankungen vollzieht sich die Veränderung von Stimmgebung und Sprechen schleichend. Zu den Entstehungsmechanismen und der unterschiedlichen Symptomatik von Dysarthrien wird auf ➤ Kap. 11 zum „Theoretischen Hintergrund" verwiesen.

Am Sprechen sind über hundert Muskeln beteiligt. Diese müssen räumlich und zeitlich fein aufeinander abgestimmt und koordiniert werden. Schon die kleinste Störung kann dieses empfindliche System durcheinanderbringen. Unsere Sprechweise und unser Stimmklang sind Merkmale unserer Persönlichkeit. Daran werden wir erkannt, genauso wie wir am Gang oder unserer Gestik erkannt werden. Radio- und Nachrichtensprecher oder die Synchronstimmen von amerikanischen Schauspieler*innen sind uns geläufig. Wir erkennen, ob das die Stimme von Robert de Niro oder John Wayne ist. Wir hören Marietta Slomka oder Jan Hofer gerne zu, weil sie eine angenehme, ruhige und verständliche Art und Weise haben zu sprechen.

Umgekehrt werden wir vom Inhalt eines Textes oder eines Gesprächs abgelenkt, wenn die Stimme auffällig ist, z. B. sehr heiser oder sehr rau, eine ‚Reibeisenstimme' sozusagen. Wenn jemand nuschelt oder zu schnell spricht, dann fällt uns das einerseits auf, andererseits stört es uns vielleicht sogar. Kinder oder vielmehr Jugendliche werden darauf aufmerksam gemacht, doch bitte deutlicher zu sprechen oder „die Zähne auseinanderzukriegen". Es stört uns im Alltag, wenn wir jemanden nicht verstehen, weil er oder sie undeutlich spricht und wir ständig nachfragen müssen.

Betroffene mit einer Dysarthrie können nichts für ihre veränderte Sprechweise. Sie ist Teil ihrer Erkrankung, sie ist ein Symptom, das vorübergehend sein kann, z. B. nach nur einem leichten Schlaganfall, es kann aber auch dauerhaft bleiben und bedarf der Behandlung. Sehr auffällig ist z. B. eine raue Stimme, wenn eine Stimmbandlähmung besteht. Oder eine sehr gepresste Stimme mit einer sehr langsamen verzerrten Sprechweise, wie sie bei einer fortschreitenden neurologischen Erkrankung auftreten kann. Das Problem ist dann weniger die Verständlichkeit, die ist sehr häufig noch vorhanden, sondern das Fehlen der Natürlichkeit. Das Sprechen klingt nicht mehr natürlich. Darunter leiden sehr viele Betroffene mit einer Sprechstörung und sie fühlen sich stigmatisiert. Für manche nimmt es Einfluss auf ihr soziales Verhalten: sie ziehen sich zurück, sprechen weniger, treffen kaum noch Leute. Das wirkt sich auch auf ihre Rolle in der Familie aus und kann die Teilhabe und die Selbstständigkeit im Alltag einschränken (Eibl 2019).

Einem Sprecher mit einer Dysarthrie zuzuhören erfordert Geduld, Wohlwollen und Nachsicht. Wichtig ist es, dem Betroffenen Zeit zu geben, seine Äußerung zu Ende zu bringen sowie gleich anzuzeigen, wenn man ihn nicht verstanden hat. Viele Zuhörer sind meistens gehemmt und wollen nicht ständig nachfragen. Aber letztendlich führt es nicht zu einer erfolgreichen Kommunikation. Und die sollte immer oberstes Ziel sein.

1.3 Handanweisung für die Therapeut*in

Das Buch soll im hektischen Alltag einer Praxis oder Klinik helfen, schnell und übersichtlich entsprechende Übungen für die Patient*innen mit einer Dysarthrie zu finden und zusammenzustellen. Die Zielgruppe sind Betroffene mit einer neurogenen Sprechstörung, also Dysarthrie nach Schlaganfall, Multipler Sklerose, Morbus Parkinson, Amyotropher Lateralsklerose oder auch verschiedenen Formen der Ataxie. Die Übungen zu Haltung, Atem- und Stimmtherapie sind so gehalten, um diesem Patientenklientel das Training zu erleichtern. Denn nicht selten sind die Betroffenen z. B. durch eine Halbseitenschwäche oder muskuläre Tonusveränderungen in ihrer Beweglichkeit eingeschränkt. Die Übungen eignen sich daher nur bedingt für eine gezielte Atem- und Stimmtherapie, wie es für funktionelle Dysphonien geboten ist. Hierzu gibt es zahlreiche Therapieansätze, die in diesem Buch nicht enthalten sind (➤ Quellenangaben). Dafür finden sich in ➤ Kap. 5 „Stimme“ auch Übungen bei Stimmbandlähmungen, die häufiger bei neurologischen Erkrankungen vorkommen.

Nicht erschöpfend sind auch die Übungen zur Artikulation. Es finden sich unzählige Veröffentlichungen aus dem Bereich der Kindertherapie, der Sprecherziehung oder auch zu speziellen Störungsbildern wie Morbus Parkinson, in denen Sprechübungen für alle Laute und Artikulationszonen aufgeführt sind. In diesem Arbeitsbuch ist daher eine Auswahl getroffen, die sich insbesondere auf Sprechprobleme bei neurologischen Erkrankungen bezieht. Denn es geht nicht darum, dass die Betroffenen hervorragende Redner werden, sondern in erster Linie um die Verständlichkeit im Alltag und Beruf.

Die Übungen sind nach den Funktionskreisen Respiration, Phonation und Artikulation sowie den Sprechparametern Resonanz und Prosodie geordnet (➤ Abb. 1.1). Der Vollständigkeit halber sind auch nonverbale Übungen für die Sprechmuskulatur sowie Übungen zur Diadochokinese mit aufgenommen worden. Denn obwohl nicht-sprachliche Übungen das Sprechen allein nicht verbessern, so helfen sie doch insbesondere artikulatorische Auffälligkeiten aufgrund von reduzierter Geschwindigkeit, Amplitude und Kraft der Sprechwerkzeuge zu beüben. Eine weitere Ergänzung ist das Kapitel „Sprach-/Sprechspiele“ (➤ Kap. 9). Hier sind Anregungen zu finden, in Kleingruppen Sprech- und Stimmtraining durchzuführen, wie es im Alltag von Reha- oder Tageskliniken möglich ist. Denn insbesondere bei Betroffenen mit Dysarthrie ist die Eigenwahrnehmung oft eingeschränkt und Feedback von ebenfalls Betroffenen oder auch von Nicht-Betroffenen ist wichtig, um das Geübte zu transferieren.

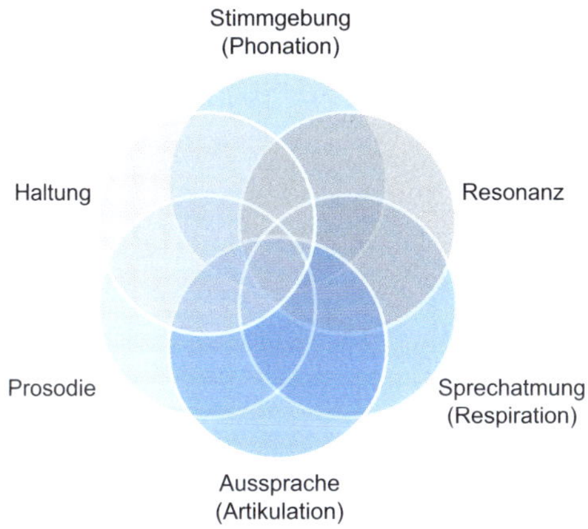

Abb. 1.1 Funktionskreise des Sprechens

Das letzte Kapitel „Theoretischer Hintergrund" gibt einen Überblick über das Störungsbild Dysarthrie mit seinen verschiedenen Formen, das Erscheinungsbild und die Diagnostik- und Therapieansätze. Ergänzend werden die Laute der deutschen Sprache zusammengefasst.

Die einzelnen Übungsblätter sind kopierfreundlich gestaltet bzw. können in der E-Book-Version einzeln ausgedruckt werden.

1.4 Handanweisung für Betroffene

Dieses Arbeitsbuch soll Ihnen helfen, Ihre Sprechstörung durch einfache Übungen aus allen Funktionskreisen – Atmung, Stimme und Sprechen – zu verbessern. Dabei können Sie sich einzelne Blätter heraussuchen, die Sie an einem Tag bearbeiten. Die Übungen sind kurz und übersichtlich gehalten und einfach umzusetzen. Wichtig sind mehrfache Wiederholungen, immer mindestens 3- bis 5-mal. Sie oder Ihre Sprechtherapeut*in können die Anzahl der Wiederholungen individuell festlegen. Das Beüben des Sprechens erfordert ein regelmäßiges, gleichmäßiges und häufiges Training. Versuchen Sie das Atem-, Stimm- und Sprechtraining in Ihren Alltag zu integrieren. Nehmen Sie sich jeden Tag 30 bis 60 Minuten Zeit, die Übungen durchzuführen.

Für jede Übung gibt es eine Anleitung zur Vorbereitung und meistens auch eine Erklärung, warum die Übung so oder so gestaltet ist. Damit sollen Sie in die Lage versetzt werden, nachzuvollziehen, warum Sie diese Übungen machen.

Wenn Sie Probleme bei der Umsetzung einzelner Übungen haben, besprechen Sie es mit Ihrer Logopäd*in oder Sprechtherapeut*in.

Gerade das Sprechen ist wie Gehen und Essen eine so hochautomatisierte Bewegung, dass wir nicht mehr darüber nachdenken, wie wir sprechen. Umso schwieriger ist es zu verstehen, wenn das Sprechen nicht mehr reibungslos funktioniert, obwohl man keine Schmerzen spürt oder eine Veränderung bemerkt.

Wenn Sie sich dafür interessieren, finden Sie daher am Ende des Buches einen theoretischen Teil, der Ihnen das Störungsbild der Dysarthrien erklärt sowie einen Überblick über die Laute der deutschen Sprache gibt. Im Anhang finden Sie einen beispielhaften Trainingsplan und ein Glossar, das Ihnen die im Buch oder die von Mediziner*innen und Logopäd*innen verwendeten Fachbegriffe erläutert.

1.5 Transfer in den Alltag

Das beste Übungsprogramm nützt nichts, wenn man das Gelernte nicht auch in den Alltag übernimmt. Gerade bei Störungen des Sprechens ist es häufig der Fall, in der Übungssituation, zusammen mit der Therapeut*in oder allein, setzt man seine Stimme richtig ein, hat eine korrekte Aussprache oder findet die richtige Betonung. Sobald man aus der Übungssituation heraustritt, spricht man aber wie vorher. Dann ist der Tonus weg, die Atmung geht durcheinander, die Stimme ist leise und die Wörter kommen wieder verwaschen aus dem Mund.

Wir sprechen „wie uns der Schnabel gewachsen ist", wir überlegen nicht vorher, wie wir unsere Lippen, Zunge und Unterkiefer in Position bringen, damit ein verständliches Wort herauskommt. Wir machen das seit dem Kleinkindalter automatisch. Während das Baby noch vor sich hin brabbelt, bestimmte Laute und Bewegungen der Sprechmuskulatur ausprobiert, hat das Zweijährige die Laute der Sprache erfasst und formt sie in den nächsten Jahren aus. Je nach Muttersprache entsteht so ein festes Lautprogramm und alle Beteiligten, die Atmung, die Stimmgebung und die Sprechwerkzeuge wissen genau, welche Funktion sie haben, wann sie sich wie in Position bringen müssen.

Mit einer neurogen bedingten Sprechstörung, einer Dysarthrie, wird eben dieses Lautprogramm gestört. Wie diese Störungen aussehen hängt ganz individuell vom Krankheitsbild ab.

Das bedeutet für die Betroffenen, dass sie weiterhin drauflos sprechen, aber feststellen müssen, dass das Produkt verändert ist.

Ihre Sprechweise zu verändern und an die neuen Gegebenheiten anzupassen muss daher eine willkürliche Entscheidung der Sprecher*in sein. Was vor der Erkrankung noch automatisch funktionierte, muss nun bewusst durchgeführt werden. Es erfordert auf einmal Konzentration und bewusste Wahrnehmung. Wahrnehmung des Gesprochenen und Wahrnehmung der Gesprächspartner. Werde ich verstanden? Habe ich „komisch" gesprochen? Klingt meine Stimme anders?

Damit sich die neue Sprechweise verfestigt und vielleicht auch etwas automatisiert, muss sie nach und nach in den Alltag übernommen werden. Man weiß aus der Trainingstheorie, dass häufiges, hochfrequentes und intensives Üben im Bereich der Bewegung zu einer Veränderung der Bewegungsabläufe führt. Das basiert auf den Prinzipien des motorischen Lernens. Sprechen ist Bewegung. Die Sprechwerkzeuge bestehen aus Muskeln, die trainiert werden können. Daher sind die Übungen in diesem Buch auch in steigenden Schwierigkeitsgraden aufgebaut. Einzelne Silben zu sprechen ist einfacher als Wörter, Wörter einfacher als Sätze, Sätze einfacher als zusammenhängende Texte. Gedichte sind einfacher zu sprechen, weil sie ein festgelegtes Versmaß haben, dadurch den Rhythmus vorgeben und meist kurze Phrasen bilden. Eine Geschichte oder ein Märchen lassen sich leichter lesen, weil sie bildhafter sind als ein Zeitungstext, der sachlicher und abstrakter ist und daher viel nüchterner gesprochen, dennoch betont werden muss. In der Spontansprache ist eine Situation im Supermarkt, beim Friseur oder Bäcker einfacher zu sprechen als ein freies Gespräch. Einen Dialog mit ungewissem Inhalt, der immer wieder neue Anpassungen erfordert, mit der neuen Sprechweise und Stimmgebung zu sprechen, ist daher die höchste Herausforderung.

Damit der Übertrag in den Alltag funktioniert, müssen Sie sich kleine Ziele setzen. Nehmen Sie bestimmte Situationen, in denen Sie Ihre neue Sprechweise ausprobieren. Diese können sein:

- das Telefon annehmen
- jemandem die Haustür öffnen
- beim Bäcker einkaufen
- das erste Gespräch am Frühstückstisch
- das Pausengespräch in der Kaffeepause

Atem- und Stimmübungen kann man gut auch beim Gehen oder unterwegs im Auto machen:

- beim Gehen den Atem der Schritte anpassen
- im Auto die Bauchatmung üben

Nutzen Sie Wartezeiten! Wir warten immer irgendwo: Im Supermarkt an der Kasse, beim Arzt im Wartezimmer, bei Verabredungen, an der Bushaltestelle oder am Bahnhof. Nutzen Sie diese Auszeiten, um Atemübungen zu machen oder diskrete Zungenübungen.

Seien Sie kreativ, überlegen Sie, an welcher Stelle in Ihrem Alltag Sie kleine Übungseinheiten einbauen können und in welchen Situationen oder mit welchen Gesprächspartner*innen Sie Ihr Geübtes anwenden könnten.

KAPITEL

2 Haltung – Vorbereitung und Aufwärmen

2.1 Zielsetzung

Unsere Körperhaltung, insbesondere unsere Körperaufrichtung, ist ganz wesentlich für eine gute Ausgangslage zum Sprechen. Körperarbeit macht einen Großteil der Behandlung von Stimme und Sprechen aus. Die Therapie von funktionellen Stimmstörungen, das Erarbeiten einer professionellen Sprechweise oder die Behandlung des Stotterns setzen regelhaft einen gesunden Körper voraus, der gut beweglich ist, keine Probleme hat sich hinzusetzen, sich hinzulegen, womöglich auf einem Bein zu stehen oder in die Knie zu gehen. Methoden wie Yoga oder Tai Chi werden genutzt, um Körperspannung abzubauen oder Gelenke in eine entspannte Position zu bringen. Dabei geht es darum, die Rumpfmuskulatur in die richtige Spannung zu versetzen und Becken- und Schultergürtel miteinander so auszurichten, dass sich das Kiefergelenk frei und locker bewegen kann.

Diese Voraussetzungen sind bei vielen Betroffenen mit einer Dysarthrie nicht gegeben. Gerade weil sie motorische Einschränkungen haben, eine Gliedmaßenschwäche, eine Halbseitenlähmung, eine gestörte motorische Kontrolle (➤ Kap. 10 „Theoretischer Hintergrund“), zeigen sich die Probleme auch beim Sprechen und bei der Stimmgebung. Umso wichtiger ist es hier, eine Ausgangsposition zu finden, die der physiologischen Haltung am ehesten entspricht und die das Sprechen und die Stimmgebung erleichtert.

Ziel sollte immer sein, eine möglichst gute Aufrichtung des Beckens herzustellen. Denn gerade für motorisch und muskulär eingeschränkte Personen ist die richtige Positionierung bereits der halbe Weg zum verständlichen Sprechen.

Daher sind in diesem Kapitel die Übungen so beschrieben, dass sie sich auch im Rollstuhl oder im Halbliegen im Bett durchführen lassen. Denn auch im Bett ist eine aufrechte Positionierung mit Hilfsmitteln (Kissen, Lagerungspacks) möglich.

Grundsätzlich gilt für alle Übungen in diesem Buch, dass eine gute Positionierung Voraussetzung für die Durchführung der Übungen ist.

2.2 Haltung – kurz erklärt

In Zusammenhang mit einer Dysarthrie treten häufig auch körperliche Einschränkungen auf. Vielmehr muss man es auch umgekehrt betrachten: Aufgrund der körperlichen Einschränkungen durch eine neurologische Erkrankung kommt es zum Symptomenkomplex der Dysarthrie. So spiegeln sich die Bewegungsstörungen, die z. B. bei einer Ataxie auftreten, im Sprechen wieder. Die Ataxie ist gekennzeichnet durch ungerichtete Bewegungen, die nicht zielgenau treffen, z. B. mit dem Finger auf die Nase tippen. Dies zeigt sich auch beim Sprechen, manche Laute werden nicht präzise artikuliert, die Zunge „trifft nicht“ sozusagen. Auch die Lautstärke kann nicht gezielt kontrolliert werden, die Betroffenen sprechen mal zu laut, dann wieder zu leise. Ihre Körperhaltung ist ebenfalls oft ungerichtet und nicht stabil. Beim Morbus Parkinson sind die Steifigkeit, die Bewegungsunmöglichkeit und die Startschwierigkeiten ein Hauptmerkmal. Beim Sprechen kommt es zu Unterbrechungen, langen Pausen und Stottern. Sehr häufig sind diese Patient*innen zu leise, weil ihr Bewegungsumfang eingeschränkt ist. Die Betroffenen haben oft eine sehr gebeugte Körperhaltung, sie tun sich sehr schwer, sich aufzurichten und gerade zu stehen. Patient*innen, die einen Schlaganfall erlitten haben, können unter einer Halbseitenlähmung leiden. Dies führt dazu, dass sie eine Hälfte des Körpers nur sehr wenig steuern können, dadurch die Körperspannung ungleich verteilt ist. Häufig sind sie auf einen Rollstuhl angewiesen. Die Kopf- und die Rumpfhaltung können dadurch nicht mittig sein. Durch die einseitige Schwäche kommt es zu einer Unterspannung, die sich auch im verwaschenen Sprechen widerspiegelt.

Die Körperspannung und die Körperhaltung beeinflussen die Beweglichkeit der Muskulatur. Für das Sprechen brauchen wir eine freie Beweglichkeit von Brustkorb, Flanken und Bauch mit dem Zwerchfell. Eine gebeugte Haltung verhindert eine ausreichende Ausdehnung des Zwerchfells nach unten, die Atmung gelangt nur in den Brustraum. Ein Kopf, der weit nach vorne gestreckt ist (Extensionshaltung) führt zu einem Knick im Ansatzrohr, welcher sich auf den Stimmklang auswirkt. Wenn man viel Spannung aufwenden muss, um sich aufrecht zu halten, wirkt sich das auf die Spannung im Kehlkopf und Rachen aus, es macht die Stimme dünn und gepresst.

Wenn wir von Haltung sprechen, dann sind insbesondere die Kopfhaltung, die Rumpfstabilität und die Körperspannung, der Tonus, gemeint. Für das Sprechen und die Stimmgebung brauchen wir nicht zu viel und nicht zu wenig Spannung. Der Körper sollte möglichst aufrecht sein, Brust- und Bauchraum frei beweglich. Für die Betroffenen mit einer Dysarthrie ist daher die Vorbereitung auf das Sprech- und Stimmtraining genauso wichtig wie die Übungen zum Sprechen selbst. Sie sollten die Übungen, die ihnen möglich sind, so gut es eben geht durchführen.

2.3 Im Stehen

Stehen Sie aufrecht. Beide Beine hüftbreit auseinander, die Schultern sind locker, die Knie sind locker, die Arme hängen an den Seiten.

- Schwingen Sie langsam beide Arme vor und zurück, die Schultern bleiben locker
- Schwingen Sie nun langsam nach rechts und links, drehen Sie dabei Ihre Hüfte ganz locker mit, genießen Sie diese leichte Pendelbewegung, bis Sie sich ausgependelt haben
- Ziehen Sie nun beide Schultern hoch – kurz halten – und wieder locker lassen, machen Sie das 3-mal hintereinander
- Schultern sind locker, drehen Sie den Kopf nach rechts und nach links – achten Sie dabei darauf, dass nur der Kopf sich dreht, die Schultern bleiben unten
- Schultern sind locker, rollen Sie nun vorsichtig den Kopf über die Brust von rechts nach links und wieder zurück
- Öffnen Sie nun ganz weit Ihren Kiefer – soweit es geht – und lassen Sie wieder locker, 3-mal hintereinander
- Stemmen Sie die Hände in die Hüften – kreisen Sie ihr Becken – ganz leicht einmal rechtsherum, einmal linksherum

Die Übungen dienen der Lockerung des Oberkörpers und der Hals- Nackenmuskulatur. Wichtig dabei ist, dass alles geschmeidig und langsam durchgeführt wird.

2.4 Halb im Liegen

Setzen Sie sich auf eine Liege/auf ein Bett. Fahren Sie das Kopfteil vom Bett hoch bzw. stützen Sie sich mit Kissen so, dass Sie aufgerichtet, aber gut gestützt sind.

- Öffnen Sie Ihren Unterkiefer ganz weit – soweit es geht – und lassen Sie wieder locker, 3-mal hintereinander
- Wackeln Sie mit dem Unterkiefer hin und her – ganz locker
- Strecken Sie nun die Zunge ganz weit heraus – soweit es geht – und ziehen Sie sie wieder zurück, 5-mal hintereinander
- Ziehen Sie nun beide Schultern hoch – kurz halten – und wieder locker lassen – machen Sie das 3-mal hintereinander
- Gähnen Sie

Auch wenn vielleicht die Rumpfstabilität eingeschränkt ist, so können doch zumindest Unterkiefer und Nackenmuskulatur gelockert werden.

2.5 Im Sitzen

Setzen Sie sich aufrecht hin (Stuhl/Rollstuhl). Achten Sie darauf, dass der Oberkörper gerade ist. Die Arme sind locker im Schoß, die Beine sind im 90°-Winkel am Boden, die Füße parallel am Boden.

- Lassen Sie die Schultern locker und drehen Sie langsam den Kopf nach rechts und nach links – achten Sie dabei darauf, dass nur der Kopf sich dreht, die Schultern bleiben unten
- Schultern sind locker, rollen Sie nun vorsichtig den Kopf über die Brust von rechts nach links und wieder zurück
- Öffnen Sie nun ganz weit Ihren Kiefer – soweit es geht – und lassen Sie wieder locker, 3-mal hintereinander
- Strecken Sie nun die Zunge ganz weit heraus – soweit es geht – und ziehen Sie sie wieder zurück, 5-mal hintereinander
- Gähnen Sie

Die Übungen dienen der Lockerung des Oberkörpers und der Hals-Nacken-Muskulatur. Wichtig dabei ist, dass alles geschmeidig und langsam durchgeführt wird.

2.6 Im Liegen

Legen Sie sich auf eine Liege/ein Bett in Rückenlage. Die Arme liegen an der Seite, die Beine sind locker, die Füße fallen leicht nach außen.

- Heben Sie beide Arme nach oben und strecken sie Richtung Decke – kurz halten – und wieder locker lassen, insgesamt 3-mal
- Heben Sie kurz den Kopf an – halten – dann vorsichtig wieder zurücklegen, insgesamt 3-mal
- Ziehen Sie Ihre Füße nach oben – halten – und wieder zurückfallen lassen, 3-mal
- Atmen Sie tief durch den Bauch ein – halten – und wieder ausatmen, machen Sie das 3-mal
- Strecken Sie ganz weit die Zunge heraus – und wieder zurückziehen, 3-mal
- Machen sie ganz große Augen – und wieder lockerlassen, 3-mal

Die Übungen erinnern ein wenig an die Progressive Muskelentspannung nach Jakobson, sie sollen den Wechsel von Anspannung zu Entspannung deutlich machen. Ziel ist es, eine entspannte Ausgangslage für z. B. Atem- und Stimmübungen zu bekommen. Sollte eine Halbseitenlähmung bestehen, achten Sie darauf, dass die betroffene Seite gut gestützt ist, wenn Sie den nicht betroffenen Arm oder Fuß bewegen.

KAPITEL

3 Gymnastik – Beweglichkeit der Sprechwerkzeuge

3.1 Zielsetzung

Die Übungen in diesem Kapitel sind zunächst nicht-sprachliche Übungen. Das bedeutet, dass hier v. a. Anregungen zur Beübung der Sprechwerkzeuge Unterkiefer (➤ Kap. 3.3), Mund (➤ Kap. 3.4), Wangen (➤ Kap. 3.4), Lippen (➤ Kap. 3.4), Zunge (➤ Kap. 3.5) und Gaumensegel (➤ Kap. 3.6) zu finden sind. Diese sind v. a. dann sinnvoll, wenn ein- oder beidseitige Schwächen oder Lähmungen der Gesichts-, Mund- und Zungenmuskulatur vorliegen. Solche Lähmungen, z. B. von Wange und Mundwinkel, können die Verständlichkeit beeinflussen. Abgesehen davon, dass sie auch die Schluckfähigkeit beeinträchtigen können und daher beübt werden müssen. Aber der Umkehrschluss trifft nicht zu: Das Sprechen kann nicht durch diese nicht-sprachliche Gymnastik beübt werden. Dafür sind Übungen erforderlich, die mit sprachlichem Material ausgefüllt sind (➤ Kap. 7). Als Grundübungen zur Lautbildung und Verständlichkeit eignen sich die Übungen zur Diadochokinese (➤ Kap. 3.7). Das sind Schnellsprechübungen auf Silbenebene, die – ähnlich wie in einem Fitnessstudio – durch die häufigen Wiederholungen einer bestimmten Einzelbewegung eines Muskels, in unserem Fall die Zunge, trainieren. Da sie als Basis- und Lockerungsübungen zu verstehen sind, finden sie sich in diesem Kapitel.

3.2 Gymnastik für die Sprechwerkzeuge – kurz erklärt

Bei neurologischen Erkrankungen und nach einem Schlaganfall kann es zu Lähmungen der Muskulatur kommen. Davon ist die Gesichts-, Mund- und Rachenmuskulatur nicht ausgenommen. Nach einem Schlaganfall sieht man häufig einen hängenden Mundwinkel, eine sog. faziale Parese. Dabei ist die Lippen- und Mundmuskulatur einseitig geschwächt, teilweise sind auch die Bewegungen der Nase und der Wangen mitbetroffen. Der Mundschluss ist dadurch unvollständig, Luft entweicht beim Sprechen und beim Wangen aufpusten. Das kann die Lippenlaute /p, b/ und /f, w/ sowie /pf/ in ihrer Deutlichkeit beeinträchtigen. Dabei ist aber nicht die Bildung der Laute an sich gestört. Der Laut wird korrekt gebildet und angesteuert, aber in der Ausführung gibt es ein Hindernis. Auch die Zunge kann von einer sog. lingualen Parese einseitig betroffen sein. Dies kann sich auf die Lautbildung auswirken, muss es aber nicht, da die Zunge über die nicht betroffene Seite kompensieren kann.

Liegt jedoch eine fortschreitende neuromuskuläre oder neurodegenerative Erkrankung vor, werden auch die Sprechmuskeln im Verlauf in Mitleidenschaft gezogen. Bei einer Myasthenie, einer ALS oder muskulären Dystonie liegt eine zentrale und/oder periphere Störung vor. Die Nerven und die Muskeln der Sprechmuskulatur werden immer schwächer und brauchen daher regelmäßiges Training. Wie ausführlich, wie viel und welches Training sie brauchen, besprechen Sie bitte mit Ihrer behandelnden Sprachtherapeut*in. Denn aufgrund der unterschiedlichen Ursachen der neurologischen Erkrankungen ist eine individuelle Herangehensweise erforderlich. Nicht für jede Erkrankung gilt: viel hilft viel. Gerade bei einer Myasthenie oder eine ALS ist ein gut dosiertes motorisches Training angezeigt.

3.3 Für den Unterkiefer

Zunge, Lippen und Wangen sind entspannt. Konzentrieren Sie sich auf Ihren Unterkiefer.
Jede Übung _______-mal wiederholen.

- Öffnen Sie Ihren Mund ganz weit, so weit wie Sie können, und wieder locker schließen
- Lassen Sie Ihren Unterkiefer hängen, der Mund ist dabei offen – „dumm schauen"
- Bewegen Sie Ihren Unterkiefer locker von rechts nach links
- Bewegen Sie Ihren Unterkiefer locker auf und zu
- Schieben Sie Ihren Unterkiefer vor und zurück
- Machen Sie Kaubewegungen mit geschlossenem Mund
- Massieren Sie mit leichtem Druck das Kiefergelenk rechts und links

Diese Übungen dienen der Öffnung und Dehnung des Kiefergelenks. Die Position des Kiefergelenks unterstützt die Lautbildung. Eine gute Kieferöffnung sorgt für eine gute Verständlichkeit.

3.4 Für den Mund

Übung 1

Wangen, Kiefer und Zunge sind entspannt.
Jede Übung ______-mal wiederholen.

3

- Lippen spitzen
- Lippen breitziehen – lächeln mit geschlossenem Mund
- Lippen breitziehen – Zähne zeigen
- Lippen spitzen und breitziehen im Wechsel
- Die Oberlippe über die Unterlippe ziehen
- Die Unterlippe über die Oberlippe ziehen
- Mit den Zähnen auf die Unterlippe beißen
- Mit den Zähnen auf die Oberlippe beißen
- Lippen vorstülpen und SCH sagen
- Zwischen den Lippen einen Spatel oder einen Bleistift halten
- Einen Spatel oder Bleistift im Mundwinkel halten
- Die Lippen fest zusammenpressen und mit einem Geräusch lösen

Die Übungen dienen der Beweglichkeit und Kräftigung der Lippenmuskulatur. Ein guter Lippenschluss verhindert z. B., dass beim Trinken die Flüssigkeit herausläuft. Wir brauchen die Lippen für die Laute /b, p, f, w/.

3.4 Für den Mund

Übung 2

Kiefer und Zunge sind entspannt.
Jede Übung _______-mal wiederholen.

- Mund abwechselnd nach rechts und links ziehen
- Mundwinkel nach unten ziehen – „Schmollmund"
- Mit geschlossenem Mund Kaubewegungen machen
- Gähnen
- Pfeifen
- Kinn hochziehen, dabei Lippen nach vorne wölben
- Wangen aufblasen – „Hamsterbacken" machen
- Wangen einsaugen – „Schnute" machen
- Luft in den Wangen hin- und herschieben – „Mund spülen"
- Lippen flattern lassen – „Pferdeschnauben"
- Wangen aufblasen und mit einem „plop" platzen lassen

Die Übungen dienen der Lockerung und Kräftigung der Lippen- und Wangenmuskulatur. Eine kräftige Wangenmuskulatur verhindert z. B., dass Speise sich in der Wange sammelt.

3.4 Für den Mund

Übung 3

Kiefer bewegt sich entspannt mit den Lauten.
Jede Übung ______-mal wiederholen.

- Mund weit öffnen – „A" sprechen
- Mund locker öffnen – „E" sprechen
- Mund breitziehen – „I" sprechen
- Mund runden – „O" sprechen
- Mund kleiner runden – „U" sprechen
- Sprechen Sie im Wechsel, jeweils 10-mal hintereinander:

A - O	U - O	U - I
O - I	O - E	AI - OI
I - A	E - I	OI - AU
A - E	A - U	AI - AU

Die Übungen dienen der korrekten Lautformung von Lippen, Wangen, Kiefer und Zunge bei den Vokalen. Die Vokale sind wesentlich für eine gute Verständlichkeit.

3.5 Für die Zunge

Übung 1

Kiefer, Wangen und Lippen sind entspannt. Nur die Zunge arbeitet!
Jede Übung _______-mal wiederholen.

- Zunge gerade herausstrecken und wieder zurückziehen
- Zunge in den rechten und in den linken Mundwinkel bewegen – im Wechsel
- Die Zunge schnell von rechts nach links bewegen
- Bei geöffnetem Mund mit der Zungenspitze Ober- und Unterlippe antippen
- Zunge nach oben bis zur Nase bewegen, Zunge nach unten zum Kinn bewegen – im Wechsel
- Bei geöffnetem Mund mit der Zungenspitze die Oberlippe ablecken, von rechts nach links und wieder zurück
- Bei geöffnetem Mund mit der Zungenspitze die Unterlippe ablecken, von rechts nach links und wieder zurück
- Zungenspitze langsam über die Lippen kreisen – einmal rechtsherum, einmal linksherum

Die Übungen dienen der Beweglichkeit der Zungenmuskulatur. Bei ein- oder beidseitiger Schwäche dienen sie zur Kräftigung und Dehnung. Neben der Wichtigkeit für das Sprechen brauchen wir die Zunge für das Bewegen der Speise im Mund.

3.5 Für die Zunge

Übung 2

Kiefer, Wangen und Lippen sind entspannt. Nur die Zunge arbeitet!
Jede Übung ______-mal wiederholen.

- Mund leicht öffnen, Zunge flach im Mund liegen lassen
- Mit der Zunge in die rechte Wange und in die linke Wange drücken – im Wechsel – von außen mit dem Zeigefinger dagegenhalten
- Mit geschlossenem Mund Zunge kreisen lassen
- Mit der Zungenspitze bei geöffnetem Mund die obere Zahnreihe und die untere Zahnreihe abfahren – im Wechsel
- Mit der Zungenspitze bei geöffnetem Mund die Kau- und Schneideflächen der Zähne abfahren
- Schnalzen
- Sprechen Sie ein kräftiges „hok"
- Zungenspitze hinter die untere Zahnreihe legen, Zungenrücken herauswölben und wieder zurückziehen – im Wechsel (Pleuelübung)

Die Übungen dienen der Beweglichkeit der Zungenmuskulatur. Bei ein- oder beidseitiger Schwäche dienen sie zur Kräftigung und Dehnung. Die Zungenkraft sorgt für eine präzise Artikulation und hilft beim Schlucken.

3.6 Für das Gaumensegel

Übung 1

Konzentrieren Sie sich auf den Luftstrom.
Jede Übung _______-mal wiederholen.

- Gähnen Sie hörbar mit offenem Mund
- Gähnen Sie höflich mit geschlossenem Mund
- Hauchen Sie in Ihre Hand, die Sie ca. 5 cm vor Ihren Mund halten
- Legen Sie den Kopf leicht in den Nacken und pusten Sie ganz kräftig die Luft heraus
- Pusten Sie eine imaginäre Kerze aus
- Schnarchen Sie laut
- Fauchen Sie laut
- Pusten Sie Ihre Wangen auf und schnauben Sie die Luft durch die Nase wieder aus
- Atmen Sie nur durch die Nase ein und aus
- Halten Sie ein Nasenloch zu, atmen Sie durch das offene Nasenloch ein und wieder aus, wechseln Sie die Seite
- Atmen Sie durch die Nase ein und durch den Mund wieder aus
- Atmen Sie nur durch den Mund ein und aus

Das Gaumensegel dichtet den Mundraum vom Nasenraum ab. So entsteht ein voller Klang ohne Luftgeräusche. Die Übungen dienen der Kräftigung der Gaumensegelmuskulatur. Sie gelten für eine ein- oder beidseitige Schwäche.

3.6 Für das Gaumensegel

Übung 2

Konzentrieren Sie sich auf den Luftstrom.
Jede Übung ______-mal wiederholen.

3

- Nehmen Sie einen Strohhalm und pusten Sie damit in ein mit Wasser gefülltes Glas – lassen Sie das Wasser lange sprudeln
- Nehmen Sie einen Strohhalm und saugen Sie Papierschnitzel auf
- Halten Sie die Papierschnitzel mit dem Strohhalm 3 Sekunden
- Variieren Sie die Größe und Schwere der Papierschnitzel
- Pusten Sie einen Tischtennisball quer über den Tisch
- Suchen Sie sich einen Gegenspieler und spielen Sie „Puste-Tischtennis"
- Halten Sie sich die Nase zu und sprechen Sie: „abba", „ebbe", „ibbi", „obbo", „ubbu" – dehnen Sie dabei das /b/
- Stauen Sie die Luft im Mundraum, indem Sie die Zungenspitze an den Gaumen drücken wie beim /t/, dann lassen Sie die Luft durch die Nase ab

Bei diesen Übungen kann immer wieder Luft durch die Nase entweichen. Hierzu dürfen Sie unterstützend die Nase zuhalten.

3.6 Für das Gaumensegel

Übung 3

Konzentrieren Sie sich auf den Luftstrom.
Jede Übung _______-mal wiederholen.

- Sprechen Sie ein angehaltenes „T" (stauen Sie die Luft), dann lassen Sie ein /a/ folgen: „T – A!"
- Sprechen Sie „S, SCH, CH" kurz und scharf hintereinander
- Sprechen Sie „P, T, K" kurz und scharf hintereinander
- Flüstern Sie ein „A"
- Flüstern Sie ein „Hä?"
- Flüstern Sie „Psst!"
- Sprechen Sie „ng-ng-ng-a"
- Sprechen Sie in betont hoher Stimmlage
- Sprechen Sie in betont tiefer Stimmlage
- Sprechen Sie in wechselnden Stimmlagen: hoch – tief – hoch
- Lachen Sie auf die Silben, betonen Sie dabei immer die letzte:

„Ha - ha - **ha"**
„He - he - **he"**
„Hu - hu - **hu"**
„Hä - hä - **hä"**
„Hi - hi - **hi"**

Das Gaumensegel hilft, den Luftstrom zwischen Mund- und Nasenraum hin und her zu lenken. Beim Sprechen geht es ständig auf und zu.

3.6 Für das Gaumensegel

Übung 4

Rufen Sie die Silben laut und deutlich, führen Sie dabei einfache Boxstöße vom Körper weg aus. Jede Übung ______-mal wiederholen.

Ah - Pa!	Oh - Pa!
Ah - Ta!	Oh - Ta!
Ah - Ka!	Oh - Ka!
Eh - Pa!	Uh - Pa!
Eh - Ta!	Uh - Ta!
Eh - Ka!	Uh - Ka!
Ih - Pa!	
Ih - Ta!	
Ih - Ka!	

Mit dem zusätzlichen Druck aus der Bewegung wird der Verschluss des Gaumensegels unterstützt.

3.6 Für das Gaumensegel

Übung 5

Sprechen Sie Silben, die Ihr Gaumensegel zum Flattern bringen. Sie können diese Silben auch flüstern.
Jede Übung _______-mal wiederholen.

<table>
<tr>
<td>si si si
fi fi fi
schu schu schu
schi schi schi
mba mba mba
mbo mbo mbo
mbu mbu mbu
mbi mbi mbi
nda nda nda</td>
<td>ndu ndu ndu
ndi ndi ndi
nga nga nga
ngo ngo ngo
ngu ngu ngu
sma sma sma
sna sna sna</td>
</tr>
</table>

Die Kombination aus nasalen Lauten und oralen Verschlusslauten fordert das Gaumensegel auf, sich immer wieder zu öffnen und zu schließen.

3.7 Schnellsprechübung

Übung 1

Sprechen Sie jede Silbe bzw. Silbenkombination schnell und gleichmäßig mindestens ______-mal hintereinander. Steigern Sie das Tempo, aber bleiben Sie sauber!

ba	babo	nagu
do	doda	dibo
ga	gagu	pega
we	mema	dafo
mo	wewo	komi
nu	gomo	fune
pa	weme	meta
to	mobo	naku
ka	nubu	gipa
fe	gibi	tabo
ti	bega	
ke	dawo	
fa	goma	
	meda	

Die Schnellsprechübungen fördern die Diadochokinese, d.h. den schnellen Wechsel von Einzelbewegungen, die die Zunge, der Kiefer und die Lippen ausführen müssen, damit die Silben korrekt artikuliert werden.

3.7 Schnellsprechübung

Übung 2

Sprechen Sie die Silbenkombination schnell und gleichmäßig mindestens 5-mal hintereinander. Steigern Sie das Tempo, aber bleiben Sie sauber!

buweba	mobega	dutawe	pakupi
domida	bimadu	mataka	kofite
ganune	dawobi	godufi	tutafe
wabowi	mugoni	wagapo	kokufi
medamo	bagiwa	pagupi	papotu
bedabo	gibuno	tumife	tupife
degadu	wamiba	fudata	fokato
gawogi	pagubi	kawite	kaputi
vamowe	tenago	pamofu	fetaka
nubena	kawide	mitapo	pataka
biwane	mitabo	kodufi	
genadi	bofega	fagapi	
wadamu	gapuni	nateka	

Die Diadochokinese ist die beste Gymnastik für die Sprechwerkzeuge. Gleichzeitig können Sie Ihre Verständlichkeit trainieren.

3.7 Schnellsprechübung

Übung 3

Sprechen Sie die Silbenkombination schnell und gleichmäßig mindestens 5-mal hintereinander. Steigern Sie das Tempo, aber bleiben Sie sauber!

ambi	afdo	afto	bawpam
awda	dofi	atfi	dimtan
umdi	umti	otfu	gonkiv
dema	etmo	ifpe	pawbom
abwa	apnu	epfa	temdan
abnu	ampi	afka	kungew
onbe	onpe	akfo	nabfog
dowu	otwu	oftu	fedmab
omgu	umku	ufke	wogfid
agno	akno	ipfa	fagned

Auch wenn es monoton erscheint, immer dieselben Silben zu sprechen. Es sind genau diese vielen Wiederholungen derselben Bewegung, die diese am besten trainieren.

3.7 Schnellsprechübung

Übung 4

Sprechen Sie die Zeilen zunächst langsam und gleichmäßig mindestens 3-mal hintereinander. Steigern Sie das Tempo, aber bleiben Sie sauber! Dann sprechen Sie die Spalten von oben nach unten, ebenfalls 3-mal hintereinander.

am	em	im	om	um
an	en	in	on	un
al	el	il	ol	ul
ar	er	ir	or	ur
at	et	it	ot	ut
ak	ek	ik	ok	uk
af	ef	if	of	uf
as	es	is	os	us
asch	esch	isch	osch	usch
ach	ech	ich	och	uch
amp	emp	imp	omp	ump
alp	elp	ilp	olp	ulp
arp	erp	irp	orp	urp
amt	emt	imt	omt	umt
alt	elt	ilt	olt	ult
art	ert	irt	ort	urt
apt	ept	ipt	opt	upt
akt	ekt	ikt	okt	ukt
aft	eft	ift	oft	uft

Wenn Sie die Zeilen sprechen, verändern Sie immer nur eine Variable, nämlich den Vokal, während die Konsonanten gleich bleiben. Somit müssen sich Kiefer und Zunge immer nur minimal verändern.
Wenn Sie die Spalten sprechen, bleibt jetzt der Vokal gleich, während sich die Konsonanten ändern. Die Anforderung an die Kiefer-, Zungen- und Lippenbewegungen sind dadurch größer.

3.7 Schnellsprechübung

Übung 5

Sprechen Sie die Zeilen/Spalten zunächst langsam und gleichmäßig mindestens 3-mal hintereinander. Steigern Sie das Tempo, aber bleiben Sie sauber!

ma-ma-ma	ma-me-mi	ma-mo-mu
na-na-na	na-ne-ni	na-non-nu
la-la-la	la-le-li	la-lo-lu
ra-ra-ra	ra-re-ri	ra-ro-ru
ba-ba-ba	ba-be-bi	ba-bo bu
da–da-da	da-de-di	da-do-du
ga-ga-ga	ga-ge-gi	ga-go-gu
pa-pa-pa	pa-pe-pi	pa-po-pu
ta-ta-ta	ta-te-ti	ta-to-tu
ka-ka-ka	ka-ke-ki	ka-ko-ku
fa-fa-fa	fa-fe-fi	fa-fo-fu
wa-wa-wa	wa-we-wi	wa-wo-wu
sa-sa-sa	sa-se-si	sa-so-su
scha-scha-scha	scha-sche-schi	scha-scho-schu
za-za-za	za-ze-zi	za-zo-zu
pfa-pfa-pfa	pfa-pfe-pfi	pfa-pfo-pfu
spa-spa-spa	spa-spe-spi	spa-spo-spu
sta-sta-sta	sta-ste-sti	sta-sto-stu

In dieser Übung kombinieren Sie Schnelligkeit mit Geschicklichkeit.

3.7 Schnellsprechübung

Übung 6

Sprechen Sie die Zeilen/Spalten zunächst langsam und gleichmäßig mindestens _______-mal hintereinander. Steigern Sie das Tempo, aber bleiben Sie sauber!

bra-bra-bra	bra-bre-bri	ma-mo-mu
dra-dra-dra	dra-dre-dri	na-non-nu
gra-gra-gra	gra-gre-gri	la-lo-lu
pra-pra-pra	pra-pre-pri	pra-pro-pru
tra-tra-tra	tra-tre-tri	tra-tro-tru
kra-kra-kra	kra-kre-kri	kra-kro-kru
fra-fra-fra	fra-fre-fri	fra-fro-fru
schra-schra-schra	schra-schre-schri	schra-schro-schru
spra-spra-spra	spra-spre-spri	spra-spro-spru
stra-stra-stra	stra-stre-stri	stra-stro-stru
bla-bla-bla	bla-ble-bli	bla-blo-blu
gla-gla-gla	gla-gle-gli	gla-glo-glu
pla-pla-pla	pla-ple-pli	pla-plo-plu
kla-kla-kla	kla-kle-kli	kla-klo-klu
fla-fla-fla	fla-fle-fli	fla-flo-flu
schla-schla-schla	schla-schle-schli	schla-schlo-schlu
spla-spla-spla	spla-sple-spli	spla-splo-splu

In dieser Übung kombinieren Sie Schnelligkeit mit Geschicklichkeit.

3.7 Schnellsprechübung

Übung 7

Sprechen Sie die Zeilen/Spalten zunächst langsam und gleichmäßig mindestens _______-mal hintereinander. Steigern Sie das Tempo, aber bleiben Sie sauber!

pa ba	ta da	fa wa	ka ga
pe be	te de	fe we	ke ge
pi bi	ti di	fi wi	ki gi
po bo	to do	fo wo	ko go
pö bö	tö dö	fö wö	kö gö
pu bu	tu du	fu wu	ku gu
pü bü	tü dü	fü wü	kü gü
pau bau	tau dau	fau wau	kau gau
pei bei	tei dei	fei wei	kei gei
peu beu	teu deu	feu weu	keu geu

In dieser Übung geht es um den Unterschied von stimmhaften und stimmlosen Lauten. Der Unterschied muss im Wort deutlich artikuliert werden, da er die Bedeutung verändert.

3.7 Schnellsprechübung

Übung 8

Sprechen Sie die Zeilen/Spalten zunächst langsam und gleichmäßig mindestens _______-mal hintereinander. Steigern Sie das Tempo, aber bleiben Sie sauber!

sa	scha	za
se	sche	ze
si	schi	zi
so	scho	zo
sö	schö	zö
su	schu	zu
sü	schü	zü
sau	schau	zau
sei	schei	zei
seu	scheu	zeu

Sprechen Sie die Silben langsam und deutlich. Achten Sie auf den Unterschied zwischen den Frikativen /s, sch/ sowie der Affrikate /ts/.

KAPITEL

4 Atmung – Funktionskreis Respiration

4.1 Zielsetzung

In diesem Kapitel geht es um die Atmung. Die Atmung gehört zu den drei Funktionskreisen des Sprechens (➤ Kap.1, ➤ Abb.1.1). Ohne Atmung, ohne Luft, die wir ein- und wieder ausatmen, können wir nicht sprechen. Die Ausatemluft wird durch die Stimmlippen in Schwingungen gesetzt, wodurch Stimme entsteht (➤ Kap. 5). Im sog. Ansatzrohr, dem Rachen-, Nasen- und Mundraum, wird die Luft geformt, wodurch die Konsonanten und die Vokale entstehen. Die Dauer der Ausatmung bestimmt z. B. wie lange wir einen Satz oder eine Passage sprechen oder auch singen können, ohne Luft holen zu müssen. Sie kennen das Phänomen, dass Sie sich schwerer tun, eine Unterhaltung zu führen, während Sie die Treppe hochsteigen oder joggen. Sie geraten außer Atem und müssen die Sätze oder Wörter mittendrin abbrechen, weil Ihnen die Luft fehlt. Noch offensichtlicher wird es beim Singen, wenn man einen Ton nicht lange halten kann. Die Lautstärke ist ebenfalls abhängig von der Ausatemluft, die uns zur Verfügung steht. Wenn wir laut rufen wollen, brauchen wir einen größeren Anblasedruck. Dieser Anblasedruck entsteht u. a. durch die Anspannung des Zwerchfells. Je besser wir unser Zwerchfell und unsere Atemmuskulatur kontrollieren und unsere Atmung lenken können, desto effektiver können wir unsere Stimme einsetzen und sprechen.

Eine physiologische Atmung bedeutet immer den Einsatz der Bauchatmung oder eine Kombination aus Bauch- und Brustatmung. Eine reine Brust- oder Hochatmung verhindert, dass wir den ganzen Raum des Rumpfes für die Luft ausnutzen und somit weniger Luft insgesamt oder auch weniger Anblasedruck haben.

Durch eine Erkrankung kann die Steuerung der Atmung, die Muskulatur des Zwerchfells oder der Zwischenrippenmuskulatur geschwächt oder beeinträchtigt sein. Eine Erkrankung der Lunge kann uns kurzatmig werden lassen, sodass wir insgesamt weniger Luft zur Verfügung haben.

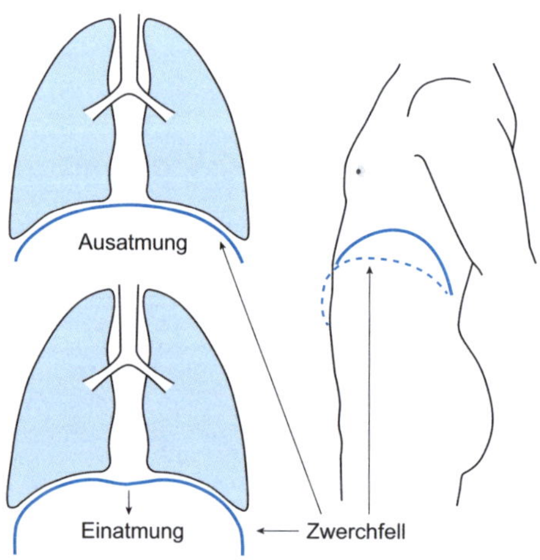

Abb. 4.1 Zwerchfell bei der Einatmung und bei der Ausatmung

Atemübungen gehören zur Sprech- und Stimmtherapie wie das Aufwärmtraining im Fitnessstudio. Atemtherapie verbessert die Ruhe- und die Sprechatmung.

In diesem Kapitel finden Sie Übungen, Ihre Atmung zunächst wahrzunehmen und sie zu vertiefen (➤ Kap. 4.3), sie zu verlängern (➤ Kap. 4.4), das Zwerchfell zu trainieren, um mehr Lautstärke und Volumen zu bekommen (➤ Kap. 4.5) sowie Übungen zum Atemwurf (➤ Kap. 4.6), eine Technik nach Fernau-Horn (1954), die zu mehr Volumen in der Stimme führt.

Die Übungen eignen sich für die meisten Betroffenen. Sollten körperliche Einschränkungen bestehen, können die Übungen entsprechend modifiziert werden, also z. B. im Sitzen statt im Stehen ausgeführt werden.

4.2 Atmung – kurz erklärt

Die Atmung ist ein komplexer Vorgang, der mechanische, nervöse und chemische Prozesse umfasst. Wir unterscheiden zwischen der Ruhe-, der Sprech- und der Singatmung. Die Atmung ist eine lebenswichtige Funktion, die wir auch willkürlich beeinflussen können. Je nach Situation, Stimmung, Aufgabe, Körperhaltung und -spannung atmen wir tiefer, flacher, schneller oder langsamer. Durch bewusste Übungen können wir die Ein- und Ausatmung steuern.

Die Ruheatmung findet statt, wenn wir nicht sprechen, entspannt sind oder schlafen. Sie ist weitgehend reflektorisch und wird vom Atemzentrum im Hirnstamm gesteuert. Das Atemzentrum registriert den Sauerstoffgehalt im Blut und gibt den Impuls einzuatmen. Die Atmung dient dem Austausch von Sauerstoff und Kohlendioxid. Sauerstoff wird eingeatmet, Kohlendioxid wird ausgeatmet. Über das Blut wird Sauerstoff zu den Zellen transportiert, während Kohlendioxid abtransportiert wird. Der Gasaustausch findet in der Lunge – in den Lungenbläschen, den Alveolen – statt. Die Lunge ist ein passives Organ, das sich mechanisch ausdehnen und zusammenziehen kann. Dafür braucht es die Muskulatur der Zwischenrippen, des Brustkorbs und des Rückens und nach unten hin des Zwerchfells.

Das Zwerchfell ist ein zweigeteilter Muskel, der den Brustkorb wie eine Kuppel vom Bauchraum trennt. Wenn das Zwerchfell kontrahiert, drückt es die Organe im Bauchraum nach unten, dadurch kommt die Bauchdecke vor. Dabei wird gleichzeitig der Brustkorb vergrößert, die Lunge kann sich ausdehnen, auch indem sich die Rippen nach außen dehnen und Luft einströmt – Einatmung. Während der Ausatmung entspannt sich das Zwerchfell wieder, die Bauchorgane drücken wieder nach oben, die Zwischenrippenmuskulatur entspannt und die Luft strömt aus (➤ Abb. 4.1). Die Ausatmung benötigt keine Muskelkraft, sie geschieht, zumindest in Ruhe, ganz passiv. Das Verhältnis von Einatmung zu Ausatmung ist i. d. R. 1:1,5 oder 1:2.

Wenn wir sprechen, steuern wir bewusst unsere Ausatmung. Wir können die Bauchmuskulatur und das Zwerchfell sowie die Brust- und Zwischenrippenmuskulatur nutzen, um die

Ausatmung zu verlängern. Je nachdem wie viel wir sprechen wollen, ob nur ein Wort, nur einen Satz oder eine kleine Geschichte. Wir üben eine willkürliche Kontrolle auf das Atemzentrum aus, wir bestimmen das Atemvolumen und die Dauer der Ausatmung. Hierzu wird die Einatmungsphase verkürzt. Mithilfe der Bauch-, Zwischenrippen- und Brustmuskulatur können wir auch den Druck bestimmen, mit dem die Luft ausgeatmet werden soll. Das bedeutet, dass, wenn wir lauter sprechen oder rufen wollen, wir einerseits mehr Luft und andererseits mehr Druck brauchen. Sänger*innen und professionelle Sprecher*innen nutzen atemtherapeutische Übungen und Atemtraining, um ihre Sing- bzw. Sprechweise zu optimieren. Beim Sprechen ist das Verhältnis von Ein- zu Ausatmung 1:4 bis 1:7, beim Singen kann es sogar 1:10 oder mehr sein (➤ Abb. 4.2). Nach jedem Atemzyklus gibt es eine Atempause, bei der in Ruhe die Muskulatur wieder entspannt, beim Sprechen und Singen jedoch eine minimale Spannung gehalten wird.

4

Eine physiologische Atmung ist demnach eine Bauchatmung, kombiniert mit der Brustatmung, die sog. Kosto-Abdominalatmung. Wenn wir z. B. eine enge Hose haben oder der Bauch sehr dick ist, verfallen wir eher in eine Brustatmung, weil die Bauchbewegungen eingeschränkt sind. Wenn wir Atemnot haben, z. B. durch eine Erkrankung oder auch in Phasen höchster Anstrengung, verfallen wir in eine Hochatmung, bei der auch die Schultern mit hochgezogen werden. Diese Form der Atmung ist jedoch nicht mehr physiologisch und kann durch atemtherapeutische Übungen vermieden werden.

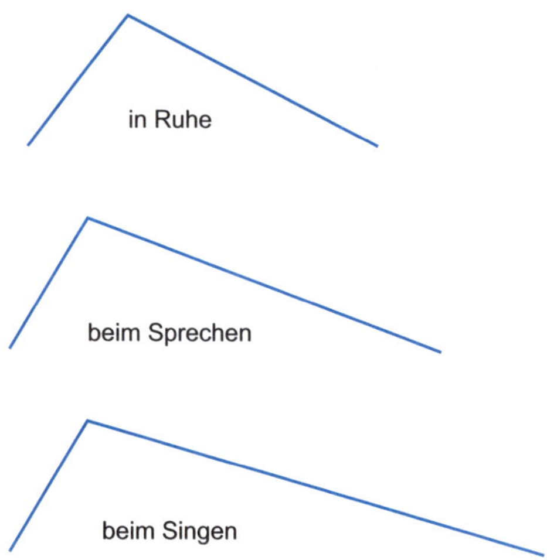

Abb. 4.2 Verhältnis Einatmung zu Ausatmung

4.3 Wahrnehmung

Übung 1

Setzen Sie sich entspannt hin. Die Schultern sind locker, die Füße parallel am Boden. Legen Sie eine Hand auf den Bauch.
Jede Übung _______-mal wiederholen.

- Atmen Sie tief durch die Nase ein
- Atmen Sie langsam durch den Mund aus
- Spüren Sie die Bewegung im Bauch:
  - Sie atmen ein – der Bauch kommt vor
  - Sie atmen aus – der Bauch geht rein
- Halten Sie das rechte Nasenloch zu – atmen Sie tief durch das linke Nasenloch ein
- Halten Sie kurz die Luft an – Atempause
- Halten Sie dann das linke Nasenloch zu – atmen Sie durch das rechte Nasenloch aus
- Spüren Sie die Bewegung im Bauch
  - Sie atmen ein – der Bauch kommt vor
  - Sie atmen aus – der Bauch geht rein
- Genießen Sie die tiefe Bauchatmung

Die Übungen dienen der Wahrnehmung und Schulung der Bauchatmung. Die Atmung lässt sich auch in den Flanken erspüren, an den Rippen, die sich sanft nach außen und innen bewegen.

4.3 Wahrnehmung

Übung 2

Legen Sie sich entspannt hin. Legen Sie eine Hand auf das Zwerchfell oder beschweren Sie den Bauch mit einem Buch.
Jede Übung _______-mal wiederholen.

- Atmen Sie tief durch die Nase ein
- Atmen Sie langsam durch den Mund aus
- Spüren Sie die Bewegung im Bauch
  - Sie atmen ein – der Bauch drückt nach oben
  - Sie atmen aus – der Bauch fällt nach unten
- Konzentrieren Sie sich auf die Ausatmung, wenn der Bauch nach unten geht
- Während Sie ausatmen, formen Sie ein „ssss", ein „schsch" oder ein „ffff"
- Versuchen Sie die Ausatmung zu verlangsamen, indem Sie im Kopf bis 3 (bis 5, bis 7, bis 9) zählen
- Genießen Sie die tiefe Bauchatmung

Die Übungen dienen der Wahrnehmung und Schulung der Bauchatmung, wenn es im Sitzen noch schwierig ist.

4.3 Wahrnehmung

Übung 3

Setzen oder stellen Sie sich entspannt hin. Füße parallel oder hüftbreit auseinander. Legen Sie eine Hand auf den Bauch. Kiefer ist locker.
Jede Übung _______-mal wiederholen.

- Atmen Sie tief durch die Nase ein
- Atmen Sie kurz und schnell auf ein „Sch!" über den Mund aus
- Stellen Sie sich eine Dampflok vor: „Sch - Sch - Sch - Sch!" – jedes „Sch!" auf einen Atemzug
- Spüren Sie die Bewegung im Bauch
  - Mit jedem „Sch!" kontrahiert das Zwerchfell
    Die Hand auf dem Bauch geht vor und zurück
- Lassen Sie die Luft nach jedem „Sch!" automatisch wieder einströmen
- Jetzt probieren Sie 3-mal „Sch - Sch - Sch!" auf einen Atemzug – die Bauchdecke ist leicht angespannt, dann loslassen und die Luft wieder einströmen lassen
- Wenn Sie die reflektorische Atemergänzung beherrschen, können Sie – ohne in Luftnot zu geraten – immer weiter zischen

Die Übungen dienen der Wahrnehmung und Schulung der Bauchatmung, sie trainieren das Zwerchfell und die reflektorische Atemergänzung, also die Luft passiv einströmen zu lassen.

4.4 Verlängerung

Übung 1

Setzen oder legen Sie sich entspannt hin. Die Schultern sind locker. Legen Sie eine Hand auf den Bauch.
Jede Übung ______-mal wiederholen.

- Atmen Sie tief durch die Nase ein – zählen Sie dabei im Kopf bis 3
- Atmen Sie langsam durch den Mund aus – zählen Sie dabei im Kopf bis 3
- Spüren Sie die Bewegung im Bauch
  - Sie atmen ein – der Bauch kommt vor
  - Sie atmen aus – der Bauch geht rein
- Verlängern Sie jetzt jeden Atemzug um eine Zahl
  - Atmen Sie ein: 1-2-3-4
  - Atmen Sie aus: 1-2-3-4
  - Atmen Sie ein: 1-2-3-4-5
  - Atmen Sie aus: 1-2-3-4-5 usw.
- Setzen Sie sich ein Ziel und verlängern Sie die Atemphasen bis 10
- Sprechen Sie jetzt bei der Ausatmung die Zahlen leise aus
- Atmen Sie tief durch die Nase ein
- Atmen Sie langsam durch die Lippen aus und pusten Sie dabei ein sanftes „ffff" – die sog. Lippenbremse
- Genießen Sie jeden Atemzug

Die Übungen dienen zur Atemverlängerung und dem Training der Sprechatmung.

4.4 Verlängerung

Übung 2

Stellen Sie sich hin. Die Schultern sind locker. Legen Sie eine Hand auf den Bauch.
Jede Übung _______-mal wiederholen.

- Atmen Sie tief durch die Nase ein – und gehen Sie dabei drei Schritte vor
- Atmen Sie langsam durch den Mund aus – und gehen Sie dabei weitere drei Schritte
- Verlängern Sie nun Ihre Atmung, indem Sie die Anzahl der Schritte pro Einatmung und Ausatmung erhöhen, also
  - Einatmen: 1-2-3-4 Schritte vor
  - Ausatmen: 1-2-3-4 Schritte vor
  - Einatmen: 1-2-3-4-5 Schritte vor
  - Ausatmen: 1-2-3-4-5 Schritte vor
- Versuchen Sie die Schrittanzahl bis auf 10 zu erhöhen, konzentrieren Sie sich dabei auf das Gehen und das Atmen
- Nun atmen Sie bei den Schrittfolgen jeweils auf „sss", „schschsch" oder „ffff" aus
- Sie können auch leise bei der Ausatmung mitzählen: „1-2-3-4-5 …"
- Genießen Sie das meditative Gehen und die Konzentration auf Ihre Atmung

Diese Übungen dienen zur Atemverlängerung und sind auch sehr gut in einer großen Halle oder – besser noch – draußen durchzuführen.

4.4 Verlängerung

Übung 3

Setzen Sie sich entspannt und aufrecht hin. Die Schultern sind locker, die Füße parallel am Boden.
Legen Sie eine Hand auf den Bauch.
Jede Übung _______-mal wiederholen.

- Atmen Sie tief durch die Nase ein und atmen Sie dann langsam und gut dosiert auf „ssss" oder „schschsch" oder „ffff" aus
- Versuchen Sie möglichst lange auf das Geräusch auszuatmen, nehmen Sie eine Stoppuhr oder schauen Sie auf den Sekundenzeiger Ihrer Uhr
- Ziel ist es, möglichst lange, mindestens 15 Sekunden, auf das Geräusch auszuatmen
- Versuchen Sie als nächsten Schritt, das Geräusch lauter und leiser werden zu lassen, also
  - sssssSSSSSSssss
  - SSSSsssssSSSS
  - ssssSSSSS
  - SSSSsssss
- Sie können das Geräusch auch in einer Art Morsecode produzieren, also z. B.
  - Ss-ss-SSSSSSS-ss-ss
  - S-S-SSSSSS-S-S-SSSSSS
  - F-F-F-ffffff-F-F-F-ffffff
  - Schschsch-SCH-schschsch-SCH
- Konzentrieren Sie sich auf die Ausatmung und die Verlängerung Ihres Atemstoßes

In diesen Übungen wird bewusst noch ohne Stimme geübt, damit die Konzentration ganz bei der Wahrnehmung und Verlängerung der Atmung ist.

4.5 Zwerchfelltraining

Übung 1

Setzen Sie sich entspannt und aufrecht hin. Die Schultern sind locker, die Füße parallel am Boden. Kiefer ist locker. Legen Sie eine Hand auf den Bauch.
Jede Übung _______-mal wiederholen.

- Atmen Sie tief durch die Nase ein
- Versuchen Sie jetzt, kleine imaginäre Pfeile zu werfen und dabei „P-T-K" zu sprechen
- Lassen Sie die Pfeile größer werden und werfen Sie sie auf eine imaginäre Scheibe

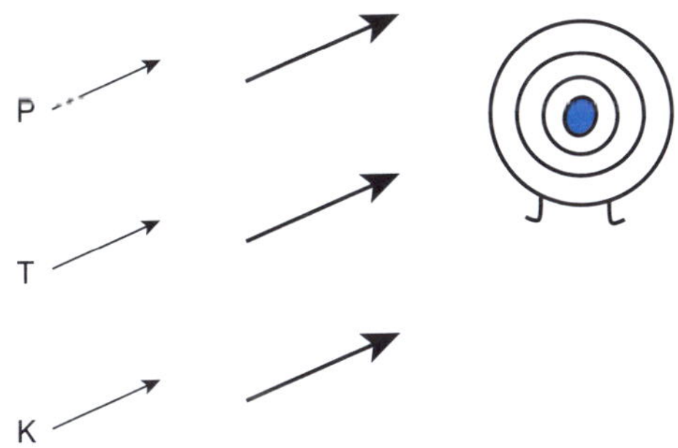

Abb. 4.3 Pfeile

- Versuchen Sie die Übung im Stehen

Hier trainieren Sie das Zwerchfell durch diese kleinen reflektorischen Bewegungen, die immer wieder die Luft einströmen lassen. Üben Sie es langsam, damit es in „Fleisch und Blut" übergeht. Die Konsonanten P, T, K sind Verschlusslaute, bei denen am Ende die Luft explosiv entweicht. Dies unterstützt die Zwerchfellbewegung.

4.5 Zwerchfelltraining

Übung 2

Stellen oder setzen Sie sich aufrecht hin. Die Schultern sind locker, die Füße parallel am Boden. Kiefer ist locker. Bauch ist entspannt.
Jede Übung _______-mal wiederholen.

- Atmen Sie tief durch die Nase ein – Bauch kommt raus
- Legen Sie den Zeigefinger auf die Lippen und sprechen Sie kräftig „Pssst!"
- Genießen Sie dabei das Lösen der Spannung am Ende mit dem „T" – „Pssst!"
- Stellen Sie sich vor, wie Sie jemandem „Psst!" zuraunen, z. B. im Kino oder im Theater
- Verlängern Sie dann das „Psssssst!", versuchen Sie möglichst langsam und lange auszuatmen
- Halten Sie die Handfläche vor den Mund und pusten Sie schnell darüber hinweg, als wollten Sie etwas wegpusten

Diese Übungen dienen als Vorübungen für den Atemwurf im nächsten Abschnitt.

Hier trainieren Sie das Zwerchfell durch die Lösung der Spannung mit dem Verschlusslaut „T" am Ende. Sie spüren die Spannung im Bauch. Mit dem „T" lösen Sie die Spannung und die Luft strömt reflektorisch wieder ein.

4.6 Atemwurf

Übung 1

Stellen oder setzen Sie sich aufrecht hin. Die Schultern sind locker, die Füße parallel am Boden. Kiefer ist locker. Bauch ist entspannt, die Hand liegt auf dem Bauch.
Jede Übung _______-mal wiederholen.

- Rufen Sie folgende Silben. Stellen sie sich dabei vor, dass Sie die Silben jemandem auf der anderen Seite des Raumes zurufen
  - „Hoooh!"
  - „Heeeeh!"
  - „Haaaah!"
  - „Hiiih!"
  - „Höööh!"

Dabei federt der Bauch vor und zurück. Der Ton kommt aus dem Bauch

- Legen Sie eine Hand auf den Bauch und rufen Sie folgende Silben kurz hintereinander
  - „Ho ho ho!"
  - „He he he!"
  - „Ha ha ha!"
  - „Hö hö hö!"
  - „Hey hey hey!"
  - „Hi hi hi!"
- Rufen Sie nun kurze und lange Silben im Wechsel
  - „Ho ho hoooh!"
  - „He he heeh!"
  - „Ha ha haah!"
  - „Hö hö hööh!"
  - „Hey hey Heyeyh!"
  - „Hi hi hiih!"

4.6 Atemwurf

Übung 2

Stellen oder setzen Sie sich aufrecht hin. Schultern locker, Füße parallel am Boden, Hand auf den Bauch.
Jede Übung _______-mal wiederholen.

- Wenn Sie einen Ball zur Hand haben, dann prellen Sie ihn mit jedem Ausruf auf den Boden

Hopp!	Doch!	So nicht!
Hepp!	Zu!	O weh!
So!	Hilfe!	O ja!
Lauf!	Weg!	O nein!
Nie!	Geh!	O doch!
Los!	Bleib!	Verdammt!
Hui!	Platz!	O Gott!
He!	Sitz!	Donnerwetter!
Raus!	Nein!	Ja verrückt!
Ja!!	Ja!	Freilich!
Wo?	Nicht!	Mannomann!
Da!	Hierher!	Super!
Wie?	Hütet euch!	Prima!
Du!	Halt mal!	Moin!
Holla!	Hör mal!	Servus!
Hallo!	Geh weg!	Stopp!
Geh!	Bleib hier!	Achtung!
Komm!	Sei still!	Vorsicht!

4.6 Atemwurf

Übung 3

Stellen oder setzen Sie sich aufrecht hin. Schultern locker, Füße parallel am Boden, Hand auf den Bauch.
Jede Übung ______-mal wiederholen.

- Dehnen Sie den Anfangslaut, der Atemwurf erfolgt auf den Vokal. Auch hier können Sie mit einem Ball oder Ballon arbeiten: „hhhh_olen"

holen	feilen	testen	blinzeln
hausen	feuern	steigen	wohnen
hängen	feiern	können	wachen
hören	finden	kämmen	wollen
heulen	fahren	kommen	winden
halten	fallen	keifen	werfen
helfen	fehlen	kaufen	wissen
hüten	führen	kehren	wandern
haben	finden	loben	wundern
heben	fliegen	laden	mögen
schonen	fordern	lösen	malen
schlafen	pusten	lesen	mahnen
schauen	pauken	lügen	maulen
schieben	spielen	leiten	meistern
schuften	packen	laufen	nagen
schaben	pinseln	leugnen	niesen
scheuen	pendeln	lindern	neigen
folgen	stehen	naschen	nennen

4.6 Atemwurf

Übung 4

Stellen oder setzen Sie sich aufrecht hin. Schultern locker, Füße parallel am Boden, Hand auf den Bauch.
Jede Übung ______-mal wiederholen.

- Rufen Sie die kurzen Phrasen, beachten Sie die Betonung auf dem Vokal: „wir j**a**gen, wir r**ie**chen"

wir j**a**gen	wir gl**au**ben	wir l**ü**gen
wir r**ie**chen	wir b**ü**ßen	wir pr**ü**fen
wir r**u**fen	wir b**a**den	wir d**e**nken
wir r**e**den	wir b**i**tten	wir g**e**ben
wir r**au**ben	wir br**ü**ten	wir br**i**ngen
wir r**ei**sen	wir b**ei**ßen	wir l**e**ben
wir s**i**tzen	wir d**eu**ten	wir h**o**len
wir s**eu**fzen	wir d**ü**rfen	wir k**au**fen
wir b**au**en	wir d**a**nken	wir kl**au**en

Der sog. Atemwurf ist eine Technik nach Fernau-Horn. Hierbei nutzen Sie die Bauch- bzw. Zwerchfellspannung, um möglichst viel Resonanz zu erzeugen und einen klaren Stimmeinsatz zu produzieren. Sie nutzen Ihre Ausatembewegung, um mit Schwung zu sprechen. Die Übungen sind besonders schwungvoll, wenn Sie gleichzeitig einen Ball auf den Boden prellen oder einen Luftballon von sich wegschlagen.

4.6 Atemwurf

Übung 5

Stellen oder setzen Sie sich aufrecht hin. Schultern locker, Füße parallel am Boden, Hand auf den Bauch.
Jede Übung _______-mal wiederholen.

- Hier wechseln Sie die Betonung, achten Sie darauf, ob es Aussagen, Aufforderungen oder Fragen sind. Bleiben Sie dabei in Ihrer Rufstimme

<table>
<tr>
<td>Wir jagen euch.
Sie folgen uns.
Du kannst es doch.
Da kommen sie.
Sie glauben uns.
Wir glauben euch.
Du hörst mich nicht.
Wir helfen euch.

Bring es mit!
Verrate uns nicht!
Folgt uns schnell!
Trau Dich doch!
Nimm es mit!</td>
<td>Hör doch auf!
Schau mal dort!
Hör mich an!

Zögerst Du noch?
Bleibst Du noch?
Gibst Du es ihr?
Willst Du das?
Suchst Du das hier?
Bringst Du es mir?
Glaubst Du das?
Siehst Du mich?
Hören Sie mich?</td>
</tr>
</table>

KAPITEL

5 Stimme – Funktionskreis Phonation

5.1 Zielsetzung

Die Stimme – genauer gesagt, die Stimmgebung, die Phonation – gehört zu den drei Funktionskreisen des Sprechens. Die Stimme hat einen ganz besonderen Stellenwert, weil sie uns den Klang gibt, der unser Erkennungszeichen ist. Die Stimme eines jeden Menschen ist individuell und abhängig von der Anatomie, vom Alter, von der Gesundheit und nicht zuletzt auch von der Stimmung. Unsere Stimme ist unser Markenzeichen und wenn sie plötzlich nicht mehr so klingt, wie wir sie kennen und wie unsere Angehörigen und Freunde und Bekannte sie kennen, dann ist das befremdlich, wenn nicht sogar besorgniserregend. Wir hören, ob jemand erkältet, müde oder krank ist. Wir hören auch, ob jemand sich wahnsinnig freut, aufgeregt oder ungeduldig ist. Eine Stimme kann uns beruhigen, sie kann uns beunruhigen oder sie kann uns auch nerven. Wenn jemand eine auffällige Stimme hat, die z. B. sehr rau, sehr heiser, sehr schrill oder sehr kratzig ist, dann lenkt uns diese vom Gesagten ab. Wir können uns dann nicht mehr auf den Inhalt konzentrieren, sondern unsere Aufmerksamkeit wird auf die auffällige Stimme gelenkt.

Eine Erkrankung, die eine Dysarthrie – besser gesagt, eine Dysarthrophonie oder eine Dysphonie, also eine Stimmstörung – verursacht, verändert unseren Stimmklang und damit auch die Wirkung, die wir auf andere Menschen haben.

Die Übungen in diesem Abschnitt sind einfach und leicht umzusetzen. Sie sind konzipiert für die Stimme und die Stimmgebung im Rahmen einer Dysarthrie, um z. B. einer Rauheit, einer Heiserkeit oder einer Stimmschwäche entgegenzuwirken. Im Bereich der Stimmtherapie gibt es sehr viele verschiedene Ansätze, die jedoch v. a. auf funktionelle Stimmstörungen anwendbar sind. Diese werden hier nicht wiedergegeben, es wird auf die vielfältige Literatur dazu verwiesen.

Die Übungen in diesem Abschnitt konzentrieren sich auf den Stimmklang, also auf eine klare Stimmgebung und einen weichen Stimmeinsatz (➤ Kap. 5.3), die Stimmstärke, Lautstärke und Tragfähigkeit (➤ Kap. 5.4) und den Stimmumfang und die Tonhöhenvariation (➤ Kap. 5.5). In ➤ Kap. 5.6 finden sich spezielle Übungen bei einseitiger Stimmbandlähmung.

Die Ziele sind:

1. Die eigene Stimmlage finden und stabilisieren
2. Atmung und Stimme koordinieren
3. Die Stimme in Tonhöhe und Tonvariation modulieren
4. Eine gute Sprechlautstärke erarbeiten

Für alle Übungen in diesem Abschnitt gilt: Nutzen Sie das ➤ Kap. 2 „Haltung" zur Vorbereitung und zum Aufwärmen.

5.2 Stimmgebung – kurz erklärt

Die Stimmgebung, die Phonation, entsteht im Kehlkopf. Hier sitzen die Stimmlippen und die Taschenfalten, die durch den Luftstrom, der aus der Lunge über die Luftröhre nach oben geführt wird, in Schwingungen versetzt werden. Physiologisch ist die Stimmgebung, wenn nur die Stimmlippen schwingen, ohne dass die Taschenfalten mitschwingen, die sog. falschen Stimmlippen.

Die Stimmlippen bestehen aus den Stimmbändern, die V-förmig im Kehlkopf befestigt sind. Sie laufen nach vorne hin spitz zu. Sie werden durch zwei Stellknorpel (Aryknorpel) und Muskeln, die vorne, hinten und parallel verlaufen, gesteuert und in bestimmte Positionen gebracht: In Ruhe stehen sie weit auseinander (Atemstellung, ➤ Abb. 5.1), während des Flüsterns oder Hauchens werden sie in Turbulenzen versetzt, ohne dass sie sich annähern, und beim Sprechen und Singen werden sie durch den subglottischen Druck in gleichmäßige Schwingungen versetzt (➤ Abb. 5.2). Der subglottische Druck ist wesentlich für die Phonation, aber auch für den Druckaufbau, z. B. beim Husten oder beim Pressen.

5

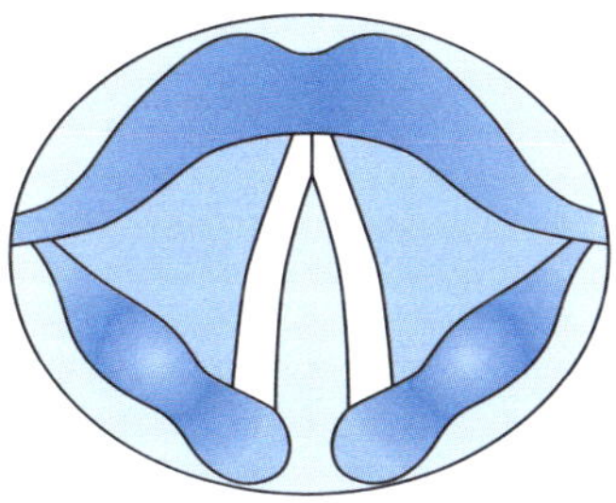

Abb. 5.1 Atemstellung der Stimmlippen

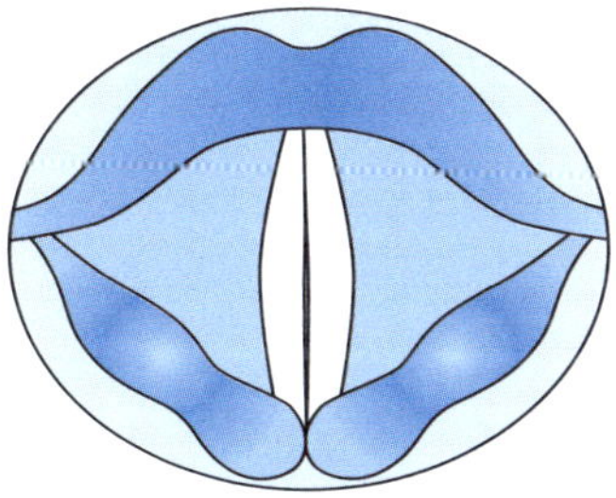

Abb. 5.2 Phonationsstellung der Stimmlippen

Während des Sprechens schwingen die Stimmlippen und bewegen sich fortwährend auf und zu. Die Öffnungs- und Schließbewegungen sind abhängig von den Lauten. Bei Vokalen und stimmhaften ist Kontakt erforderlich, bei Plosiven und stimmlosen Lauten der Verschluss bzw. die Öffnung der Stimmlippen. Diese feinen Gesten werden nerval gesteuert und produzieren so die Laute der deutschen Sprache (oder jeder anderen Sprache).

Damit die Stimme nicht heiser, behaucht oder gepresst klingt, ist eine Feinabstimmung zwischen dem subglottischen Druck, dem Anblasedruck (> Kap. 4), der die Stimmlippen in Schwingungen versetzt, und den Öffnungs- und Schließbewegungen der Stimmlippen nötig. Alles darf weder zu viel noch zu wenig sein, weder zu hart noch zu weich. Die Bewegungen müssen symmetrisch sein, d. h. beide Stimmlippen bewegen sich gleich schnell und gleichmäßig und der Verschluss der Stimmlippen, der Glottisschluss, muss komplett sein.

Nach einem Schlaganfall, einer Operation oder bei einem Tumor kann es passieren, dass z. B. eine Stimmlippe gelähmt ist. Das führt dann zu einem rauen Stimmklang, weil die Taschenfalten mit einspringen oder auch zu einem behauchten Stimmklang, weil kein vollständiger Glottisschluss vorhanden ist und die Luft entweicht. Bei der Parkinson-Erkrankung kommt es sehr häufig zu einer Heiserkeit und sehr leisen Stimmgebung, weil der Anblasedruck zu gering ist und die Betroffenen mit zu wenig Kraft sprechen. Bei anderen neurologischen Erkrankungen, die mit einer Dysarthrie einhergehen, klingt die Stimme heiser, gepresst oder knarrend. Eine Kombination aus Übungen der Atem- und Stimmtherapie kann dem entgegenwirken.

5.3 Stimmklang

Übung 1

Wangen, Kiefer und Zunge sind entspannt. Die Zähne liegen locker aufeinander. Hand auf den Bauch legen.
Jede Übung ______-mal wiederholen.

- Denken Sie an etwas Leckeres zu essen und sagen Sie „Mmh!"
  - Dabei vibrieren die Lippen
  - Die Stimme geht leicht nach oben
  - Nur ganz kurz summen, dann wieder lockerlassen
- Verlängern Sie das „Mmh" zu einem „Mmomm"
  - Lippen bleiben locker geschlossen und öffnen sich nur kurz für den Vokal
  - Sie spüren ein leichtes Vibrieren im Mund- und Nasenraum
- Sprechen Sie „Mmomm - Mmamm - Mmumm"
  - Genießen Sie das „Mmh"
- Summen Sie auf „Nnnh"
- Summen Sie auf „Nngh"
- Lassen Sie die Lippen flattern („Pferdeschnauben") mit einem stimmhaften Ton
  - Wandern Sie nach oben und nach unten mit der Stimme

Die Übungen dienen der Lockerung und Eutonisierung der Stimme. Sie produzieren dabei Ihre normale Stimmlage, die sog. Indifferenzlage. Durch die gleichmäßigen Schwingungen der Stimmlippen „massieren" Sie Ihre Stimme.

5.3 Stimmklang

Übung 2

Wangen, Kiefer und Zunge sind entspannt. Die Zähne liegen locker aufeinander. Eine Hand auf den Bauch.
Jede Übung _______-mal wiederholen.

- Summen Sie auf „Mmh!" (in Gedanken „Mmh, lecker!")
  - Dabei „kitzeln" die Lippen
  - Die Stimme geht leicht nach oben
  - Nur ganz kurz summen, dann wieder lockerlassen
- Summen Sie auf „Momm - Mamm - Mumm"
  - Lippen bleiben locker geschlossen und öffnen sich nur kurz für den Vokal
  - Sie spüren ein leichtes Vibrieren im Mund- und Nasenraum
- Behalten Sie das lockere Gefühl im Wangen- und Kieferbereich und sprechen Sie dann
  - „Maaaa - Moooo - Muuuu"
  - „Naaaa - Noooo - Nuuuu"
  - „Ngaaa - Ngooo - Nguuuu"
- Lassen Sie die Lippen flattern („Pferdeschnauben") mit einem stimmhaften Ton
  - Versuchen Sie eine kleine Melodie zu „flattern"
  - Sie können das Lippenflattern unterstützen, indem Sie rechts und links mit den Fingern die Mundwinkel stabilisieren

Die Übungen sollen eine möglichst entspannte Stimmlage produzieren, die sog. Indifferenzlage. Das Summen setzt Ihre Stimmlippen in gleichmäßige Schwingungen. Beim Lippenflattern entspannen sich die Muskeln von Lippen, Wangen und Kiefer.

5.3 Stimmklang

Übung 3

Wangen, Kiefer und Zunge sind entspannt. Die Zähne liegen locker aufeinander. Denken Sie an die Bauchatmung.
Jede Übung _______-mal wiederholen.

- Atmen Sie ein und tönen Sie auf ein weiches „Haaa“ aus
- Probieren Sie die Stimme ganz weich einzusetzen, indem Sie vor jeden Vokal ein „H“ hauchen
  - „Haaaa“
  - „Heeee“
  - „Hiiii“
  - „Hooo“
  - „Huuu“
- Dann probieren Sie das „H“ wegzulassen und die Vokale noch einmal ganz weich zu tönen
  - „Aaaaa“
  - „Eeeee“
  - „Iiiii“
  - „Oooo“
  - „Uuuu“
- Sprechen Sie den Satz
  - „Heute holen Hans und Hilda Har aus dem Hafen“
- Bleiben Sie entspannt, atmen Sie durch den Bauch lassen Sie die Worte weich aus sich herauskommen

Diese Übungen dienen dem weichen Stimmeinsatz. Im Deutschen wird vor jedem Vokal am Wortanfang ein Glottisstopp gesetzt. Dabei schlagen die Stimmlippen zusammen, bevor sie sich für den Laut öffnen. Dies führt zu einem harten Klang und kann bei Erkrankungen verstärkt werden.

5.4 Stimmstärke

Übung 1

Stellen oder setzen Sie sich hin. Atmen Sie in den Bauch.
Jede Übung ______-mal wiederholen.

- Legen Sie die Hand auf den Bauch, atmen Sie ein und rufen beim Ausatmen ein lautes „Hoh!", lassen Sie den Bauch wieder locker
- Rufen Sie mit jedem Atemzug ein lautes „Hoh!". Stellen Sie sich vor, Sie sind der Kutscher, der die Pferde beruhigt: „Hoh!" – dabei geht der Bauch nach innen
- Rufen Sie jetzt ein „Ho ho ho!" wie der Weihnachtsmann – auf einen Atemzug
- Variieren Sie die Rufe und den Rhythmus – bleiben Sie laut und voller Stimme – die Stimme kommt aus dem Bauch

Ho ho	Hey hey hey
Hu Hu	Ha ha ha ha
hey hey	Hö Hi hö ha
Ha Ha	Heho heho
Hö Hö	Hiha hiha

- Lassen Sie die Rufe mal kurz, mal lang werden: „Hoooooh!", „Heyeyeye!"
- Spüren Sie den Ton, der aus dem Bauch kommt, erleben Sie Ihre volle Stimme

Diese Übungen dienen der Ausnutzung der Bauchatmung, um eine kräftige Stimme zu produzieren.

5.4 Stimmstärke

Übung 2

Stellen oder setzen Sie sich hin. Atmen Sie über den Bauch. Nehmen Sie einen (imaginären) Ball in die Hand.
Jede Übung _______-mal wiederholen.

- Werfen Sie den Ball auf den Boden und rufen Sie dabei. Rufen Sie aus dem Bauch heraus, die Stimme soll klar und kräftig sein

Hopp!	Hock!	Hott!
Hepp!	Heck!	Hett!
Hipp!	Hick!	Hitt!
Happ!	Hack!	Hatt!

- Wenn Ihre Stimme gut trägt, lassen Sie die Konsonanten am Ende weg und rufen

Ho!	Po!	To!	Ko!
He!	Pe!	Te!	Ke!
HI!	Pi!	Ti!	Ki!
Ha!	Pa!	Ta!	Ka!

- Sie können dabei den Ball auch gegen eine Wand werfen oder Boxstöße vom Körper wegführen
- Halten Sie die Spannung, genießen Sie die Entspannung nach der Bewegung

Mit diesen Übungen trainieren Sie das Abspannen. Dabei nutzen Sie den Bauchraum, um viel Anblasedruck zu gewinnen und gleichzeitig eine volle Stimme zu produzieren.

5.4 Stimmstärke

Übung 3

Stellen oder setzen Sie sich hin. Atmen Sie über den Bauch. Nehmen Sie einen (imaginären) Ball in die Hand.
Jede Übung ______-mal wiederholen.

- Werfen Sie den Ball auf den Boden und rufen Sie dabei. Rufen Sie aus dem Bauch heraus, die Stimme soll klar und kräftig sein

Hier!	Bleib!	Still!	Doch!
Dort!	Komm!	Stopp!	Ja!
Da!	Sitz!	Nicht!	Was?
Weg!	Platz!	Nein!	Wer?

- Wenn Ihre Stimme gut trägt, versuchen Sie kurze Phrasen

Komm her!	Sei still!	Was soll das?	Ja verrückt!
Bleib da!	Was ist?	Wie geht's?	Ja freilich!
Geh weg!	So so!	Halt still!	Unbedingt!
So nicht!	Oh weh!	Bleib stehen!	Sehr gut!

- Sie dürfen auch schimpfen – manchmal hilft eine emotionale Komponente, um die Stimme voll auszunutzen

Donnerwetter!	So geht das nicht!	Ja geht's noch?	Ich will das nicht!
Verflixt nochmal!	So ein Scheiß!	Was soll das?	Mach das weg!
So ein Mist!	So ein Schmarrn!	Das ärgert mich!	Verdammt und zugenäht!

Diese Übungen ermöglichen Ihnen, eine kräftige Stimme aus dem Bauch heraus zu produzieren. Wenn Sie das nächste Mal rufen, holen Sie die Spannung aus dem Bauch.

5.4 Stimmstärke

Übung 4

Stellen oder setzen Sie sich hin. Atmen Sie in den Bauch. Schultern sind locker.
Jede Übung _______-mal wiederholen.

- Tönen Sie ein langes lautes „Maaaaaa" und zwar so lange Sie können – halten Sie den Ton mindestens 5 Sekunden lang
- Wiederholen Sie das und halten Sie den Ton länger. Schauen Sie auf die Uhr – vielleicht schaffen Sie bereits 8 Sekunden
- Bleiben Sie dabei laut!
- Insgesamt tönen Sie das „Maaaa" 10-mal hintereinander, möglichst laut, möglichst lang – Ziel ist, den Ton mindestens 15 Sekunden lang laut halten zu können

Diese Übung ist insbesondere für Patient*innen mit Parkinson geeignet. Hier wird die Lautstärke trainiert. Die Übung ist einfach und sollte täglich mehrmals durchgeführt werden. Wichtig dabei ist, die Lautstärke zu halten. Die Tonhaltedauer beträgt in der Norm 15–20 Sekunden. Mit viel Übung lässt sie sich steigern.

5.5 Stimmumfang

Übung 1

Setzen Sie sich aufrecht hin. Füße parallel, Schultern locker. Atmen Sie in den Bauch. Jede Übung _______-mal wiederholen.

- Nehmen Sie die Silbe „Du" und gleiten Sie mit Ihrer Stimme nach oben

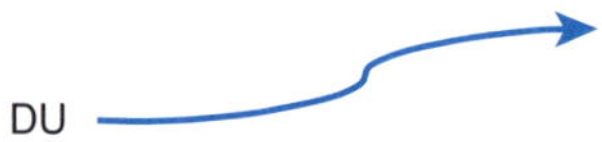

- Gleiten Sie auf „Du" nach unten

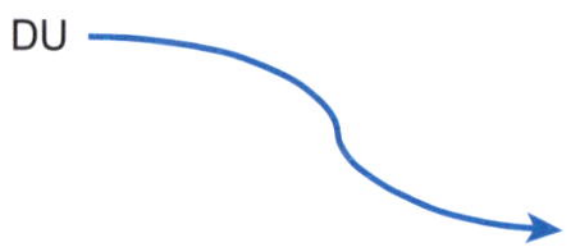

- Gleiten Sie mit der Stimme auf und ab wie eine Sirene

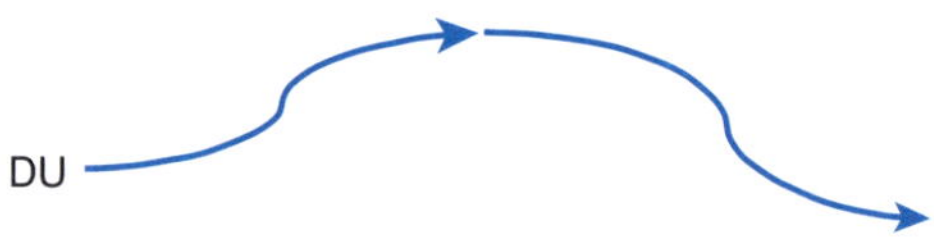

- Tönen Sie eine Tonleiter herauf

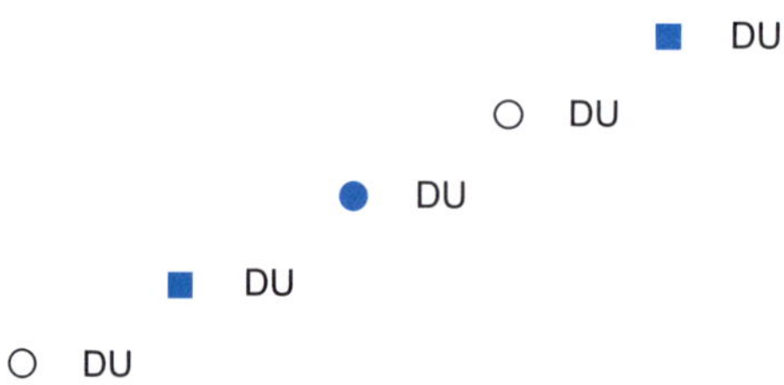

- Und eine Tonleiter herunter

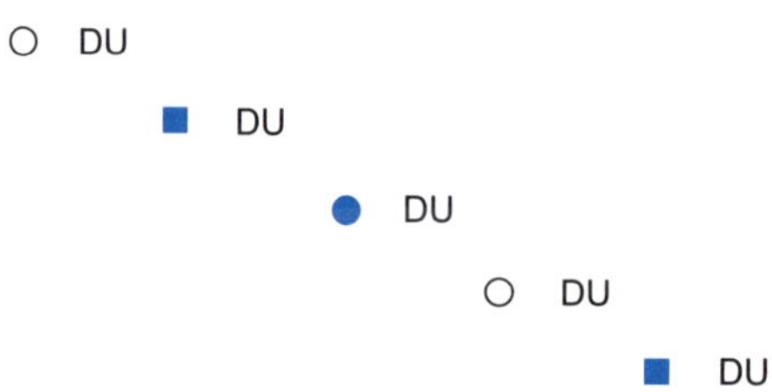

5.5 Stimmumfang

Übung 2

Setzen Sie sich aufrecht hin. Füße parallel, Schultern locker. Atmen Sie in den Bauch.
Jede Übung _______-mal wiederholen.

- Gehen Sie mit der Stimme vier Töne hoch und wieder runter

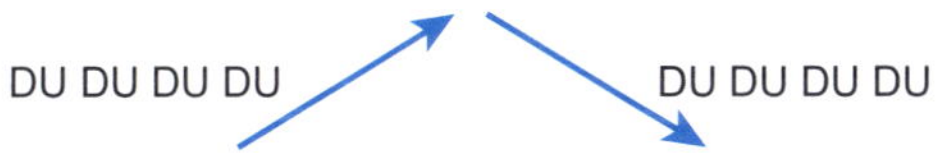

- Gleiten Sie auf anderen Silben sowohl hoch als auch runter

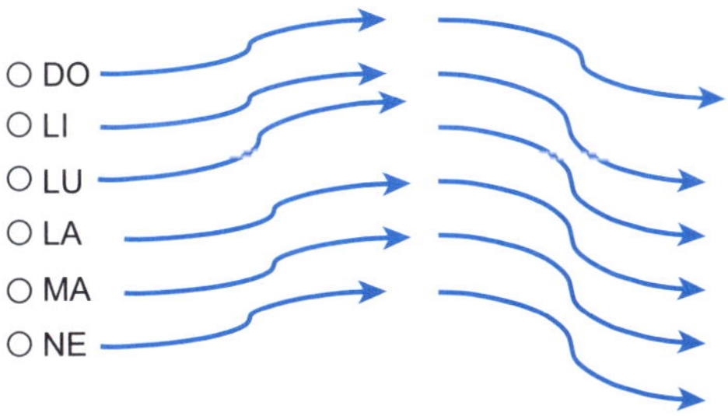

- Tönen Sie entspannt „Hänschen klein" auf die Silbe „Du"
- Zwischendurch summen Sie, um die Stimme wieder in die Indifferenzlage zu bringen – also in eine entspannte Stimmlage – „Mmmmh"
- Oder Sie zählen zwischendurch ganz entspannt: „21, 22, 23, 24" – auch hier bewegen Sie Ihre Stimme zurück in die Indifferenzlage

Einfache Kinderlieder enthalten einfache Tonfolgen, die sich gut für das Training eignen, z. B. „Alle meine Entchen", „Fuchs, du hast die Gans gestohlen", „Alle Vögel sind schon da" u. v. m.

Diese Übungen dienen dem Training der Tonhöhenvariation. Zunächst ist es wichtig, dass die Stimme verschiedene Töne produzieren kann. Die Veränderung in der Tonhöhe bedeutet eine andere Schwingungsfrequenz der Stimmlippen. Beginnen Sie vorsichtig und langsam und steigern Sie sich mit der Zeit.

5.5 Stimmumfang

Übung 3

Setzen Sie sich aufrecht hin. Füße parallel, Schultern locker. Atmen Sie in den Bauch.

- Sprechen Sie folgende Frage-Antwort-Phrasen. Achten Sie auf den Tonhöhenwechsel: Frage – Stimme geht nach oben, Antwort – Stimme geht nach unten

Wieso? – Nur so!	Hä? – Hä!
Wie? – Ach, so!	Oh? – Ah!
Wann? – Dann!	Ah? – Ah!
Wer? – Der!	Aha? – Aha!
Wo? – Da!	Oho? – Oho!
Wohin? – Dorthin!	So? – Soso!
Weshalb? – Deshalb?	Ja? – Ja!
Warum? – Darum!	Nein? – Nein!
Was denn? – Ach, das!	Da? – Da!
Ich? – Nie!	Dort? – Dort!
Du? – Nie und nimmer?	Hier? – Hier!
So? – Genau so!	Jetzt? – Jetzt!
He? – He!	Bis wann? – Bis dann!
Ho? – Ho	

5.6 Stimmbandlähmung

Übung 1

Stellen Sie sich aufrecht hin, Füße hüftbreit auseinander, Arme hängen locker an der Seite.

- Gehen Sie an die Wand, stellen Sie sich so weit weg, dass Sie mit gestreckten Armen die Wand berühren. Jetzt lassen Sie sich gegen die Wand fallen, dabei beugen Sie die Arme und fangen den Schwung ab. Während Sie langsam gegen die Wand fallen sprechen Sie gleichzeitig die Silben
  - „Paaah"
  - „Peeeh"
  - „Piiih"
  - „Poooh"
  - „Puuuh"
- Betonen Sie dabei den Vokal – spüren Sie, welcher Vokal sich angenehm anfühlt und welcher Vokal am meisten Ton enthält
- Probieren Sie andere Lautkombinationen
  - Pa Pe Pi Po Pu
  - Ba Be Bi Bo Bu
  - Ta Te Ti To Tu
  - Da De Di Do Du
  - Ka Ke Ki Ko Ku
  - Ga Ge Gi Go Gu

Bei dieser Übung geht es darum, die Stimmbänder einander anzunähern. Durch den leichten Schwung und Druck gegen die Wand versuchen Sie den Druck auf die Stimmbänder zu geben. Nicht verzagen, wenn zu Beginn die Stimme noch sehr rau klingt und der Ton sich nicht lange halten lässt.

5.6 Stimmbandlähmung

Übung 2

Stellen Sie sich aufrecht hin, Füße hüftbreit auseinander, Arme hängen locker an der Seite.

- Nehmen Sie zwei Flaschen/Hanteln/Keulen o. ä. in die Hände, fangen Sie langsam an, vor und zurück zu schwingen, mit jedem Schwung nach vorne sprechen Sie ein
  - „Paaah"
  - „Peeeh"
  - „Piiih"
  - „Poooh"
  - „Puuuh"
- Betonen Sie dabei den Vokal – spüren Sie, welcher Vokal sich angenehm anfühlt und welcher Vokal am meisten Ton enthält
- Probieren Sie andere Lautkombinationen
  - Pa Pe Pi Po Pu
  - Ba Be Bi Bo Bu
  - Ta Te Ti To Tu
  - Da De Di Do Du
  - Ka Ke Ki Ko Ku
  - Ga Ge Gi Go Gu
- Sie können diese Übung auch im Sitzen probieren

Bei dieser Übung geht es darum, die Stimmbänder einander anzunähern. Durch den leichten Schwung hin und her nutzen Sie die Anspannung im Körper. Nicht verzagen, wenn zu Beginn die Stimme noch sehr rau klingt und der Ton sich nicht lange halten lässt.

5.6 Stimmbandlähmung

Übung 3

Setzen Sie sich auf einen Stuhl mit Armlehnen oder an die Bettkante. Schultern sind locker, Füße parallel am Boden.

- Greifen Sie mit den Händen von unten an die Armlehnen bzw. die Bettkante. Üben Sie einen Zug nach oben aus, als wollten Sie die Armlehnen anheben. Dabei sprechen sie gleichzeitig
  - „Paaah"
  - „Peeeh"
  - „Piiih"
  - „Poooh"
  - „Puuuh"
- Den Vokal in die Länge ziehen, so lange, wie Sie den Zug ausüben
- Machen Sie eine Pause und probieren Sie dann andere Lautkombinationen
  - Pa Pe Pi Po Pu
  - Ba Be Bi Bo Bu
  - Ta Te Ti To Tu
  - Da De Di Do Du
  - Ka Ke Ki Ko Ku
  - Ga Ge Gi Go Gu

Bei dieser Übung findet eine Zugbewegung statt, entweder von sich weg oder nach oben. Auch hierbei wird die Anspannung im Körper auf die Stimmbänder übertragen, um einen Stimmbandschluss zu erreichen.

5.6 Stimmbandlähmung

Übung 4

Setzen oder stellen Sie sich hin. Nehmen Sie jeweils einen Tennisball, einen Gummiball oder ein kleines Kissen in die Hand. Lassen Sie die Schultern locker, die Füße sind parallel.

- Drücken Sie nun mit beiden Händen fest in den Ball/das Kissen. Sobald Sie den Druck lösen, sprechen Sie
  - „Pah!"
  - „Peh!"
  - „Pih!"
  - „Poh!"
  - „Puh!"
- Mit dem Ausruf lösen Sie die Spannung. Probieren Sie andere Lautkombinationen:
  - Pa Pe Pi Po Pu
  - Ba Be Bi Bo Bu
  - Ta Te Ti To Tu
  - Da De Di Do Du
  - Ka Ke Ki Ko Ku
  - Ga Ge Gi Go Gu
- Sie können auch einfach beide Hände auf die Oberschenkel drücken oder beide Hände gegeneinanderdrücken. Wichtig dabei ist, dass der Druck kurz gehalten wird, dann mit dem Ton lösen

Bei Stimmbandlähmungen kann man mit Druck oder mit Zug arbeiten. Finden Sie heraus, was Ihnen am besten liegt und bei welcher Übung Sie am meisten „Ton" produzieren.

5.7 Sprüche und Gedichte

Setzen oder besser noch stellen Sie sich aufrecht hin. Stellen Sie sich vor, Sie tragen diese Sprüche vor. Lassen Sie die Schultern locker, die Füße sind fest im Boden verankert.

- Sprechen Sie die folgenden Sprüche von Georg Christoph Lichtenberg (1742-1799), Aphoristiker und Physiker, mit der richtigen Bauchspannung, mit einem ordentlichen Anblasedruck und mit der passenden Tonhöhenbewegung. Diese Aphorismen scheinen in ihrer Aussage zeitlos.

„Es ist nicht gesagt, dass es besser wird, wenn es anders wird. Wenn es aber besser werden soll, muss es anders werden."
„Die Leute, die niemals Zeit haben, tun am wenigsten."
„Es gibt manche Leute, die nicht eher hören, bis man ihnen die Ohren abschneidet."
„Vom Wahrsagen lässt sichs wohl leben in der Welt, nicht aber vom Wahrheit sagen."
„Das Wort Schwierigkeit muss für einen Menschen von Geist gar nicht als existent betrachtet werden."
„Die buntesten Vögel singen am schlechtesten. Das gilt auch bei den Menschen."
„Ordnung führt zu allen Tugenden. Was aber führt zur Ordnung?"
„Das Gefühl der Gesundheit erwirbt man durch Krankheit."
„Wir irren allesamt, nur jeder irrt anders."

https://www.zitate.de/autor/lichtenberg%2C+georg+christoph?page=1

Stellen Sie sich vor, Sie tragen diese Gedichte vor. Lassen Sie die Schultern locker, die Füße sind fest im Boden verankert.

Was es ist (Erich Fried)

„Es ist Unsinn
sagt die Vernunft
Es ist was es ist
Sagt die Liebe

Es ist lächerlich
Sagt der Stolz
Es ist leichtsinnig
Sagt die Vorsicht
Es ist unmöglich
Sagt die Erfahrung
Es ist was es ist
Sagt die Liebe

Es ist Unglück
Sagt die Berechnung
Es ist nichts als Schmerz
Sagt die Angst
Es ist aussichtlos
Sagt die Einsicht
Es ist was es ist
sagt die Liebe."

5

Septembermorgen (Eduard Mörike)

„Im Nebel ruhet noch die Welt
Noch träumen Wald und Wiesen:
Bald siehst du, wenn der Schleier fällt,
Den blauen Himmel unverstellt,
Herbstkräftig die gedämpfte Welt
Im warmen Golde fließen."

Frühling (Eduard Mörike)

„Frühling lässt sein blaues Band
Wieder flattern durch die Lüfte;
Süsse, wohlbekannte Düfte
Streifen ahnungsvoll das Land.
Veilchen träumen schon,
Wollen balde kommen.
- Horch, von fern ein leiser Harfenton!
Frühling, ja du bist's!
Dich hab' ich vernommen."

Die Gedichte von Joachim Ringelnatz zeigen einen besonderen Rhythmus und Humor – lesen Sie jede Zeile auf einen Atemzug, nutzen Sie die Bauchspannung:

Die Ameisen (Joachim Ringelnatz)

„In Hamburg lebten zwei Ameisen,
Die wollten nach Australien reisen.
Bei Altona auf der Chaussee,
Da taten ihnen die Beine weh,
Und da verzichteten sie weise
Dann auf den letzten Teil der Reise."

Bumerang (Joachim Ringelnatz)

„War einmal ein Bumerang;
War ein Weniges zu lang.
Bumerang flog ein Stück,
Aber kam nicht mehr zurück.
Publikum – noch stundenlang –
Wartete auf Bumerang."

Morgensonne (Joachim Ringelnatz)

„Ich bin so knallvergnügt erwacht.
Ich klatsche meine Hüften.
Das Wasser lockt. Die Seife lacht.
Es dürstet mich nach Lüften.
Ein schmuckes Laken macht einen Knicks
Und gratuliert mir zum Baden.
Zwei schwarze Schuhe in blankem Wichs
Betiteln mich „Euer Gnaden".
Aus meiner tiefsten Seele zieht
Mit Nasenflügelbeben
Ein ungeheurer Appetit
Nach Frühstück und nach Leben."

KAPITEL

6 Resonanz – Stimmklang und Verständlichkeit

6.1 Zielsetzung

Die Resonanz bestimmt unseren Stimmklang. Je nachdem, wie die Schallwellen sich in unserem Ansatzrohr ausbreiten können (➤ Abb. 6.1), klingt unsere Stimme. Das Ansatzrohr ist der Rachen-, der Mund- und der Nasenraum. Je nach Laut, ob offen oder geschlossen, ob Vokal oder Konsonant, werden im Ansatzrohr bestimmte Türen geöffnet oder eben geschlossen. Gleichzeitig bestimmt die Resonanz auch die Verständlichkeit des Sprechens.

Ein sehr häufiges Symptom bei einer Dysarthrie ist die nasale Resonanz oder der nasale Durchschlag. Das bedeutet, dass beim Sprechen fehlerhaft Luft über die Nase entweicht bei Lauten, bei denen der Nasenraum eigentlich geschlossen sein sollte.

Das nennt man Hypernasalität und hat meistens mit einer Schwäche oder einer gestörten Koordination der Bewegung des Gaumensegels zu tun. In seltenen Fällen kommt es auch zur Hyponasalität. Hierbei ist der Nasenraum eher verschlossen und man „näselt". So wie es z. B. bei einem schweren Schnupfen klingt. In beiden Fällen werden die Laute entstellt und können nicht mehr korrekt gebildet werden. Das beeinträchtigt ganz wesentlich unsere Verständlichkeit.

Weitere häufige Symptome einer Dysarthrie sind eine reduzierte Kieferöffnung, abgeschwächte Lippenrundung sowie unzureichende Zungenhebung. Dabei kommt es zum „Verschleifen" der Vokale, die wiederum ganz wesentlich für die Verständlichkeit sind.

Die folgenden Übungen zur Resonanz trainieren und kräftigen die Koordination der Verschlussbewegungen des Gaumensegels und die Vokalformung. Viele Übungen zum Gaumensegel finden Sie bereits in ➤ Kap. 3.6 „Übungen für das Gaumensegel". An dieser Stelle liegt der Schwerpunkt auf stimmlichen Übungen, die der Stimme mehr „Klang" geben (➤ Kap. 6.5), den Resonanzraum weiten (➤ Kap. 6.3, ➤ Kap. 6.4) und die Nasalität verringern sollen (➤ Kap. 6.6).

6.2 Resonanz – kurz erklärt

Mit Resonanz ist der Stimmklang gemeint, der im Rachen-, im Mund- und im Nasenraum erzeugt wird. Der Ton, der im Kehlkopf erzeugt wird, wird erst durch die Schallwellen, die sich im Ansatzrohr (➤ Abb. 6.1) ausbreiten, zu einem Klang. Physikalisch gesehen gibt die Resonanz die Schwingungsfähigkeit eines Raumes wieder, die in Frequenzen gemessen wird. Wenn der Raum geschlossen ist, verhalten sich die akustischen Schwingungen anders als wenn z. B. eine Tür offen ist und die Schallwellen entweichen können.

Die Resonanz unserer Stimme wird bestimmt von der Beschaffenheit des Ansatzrohrs. Je nachdem, wie die Zunge liegt, der Unterkiefer geöffnet ist, die Lippen, Wangen, Zunge und Gaumensegel und generell die Rachen- und Halsmuskulatur gespannt sind, entstehen verschiedene Klangfarben. Eine besondere Rolle für die Größe des Ansatzrohrs ist die Position des Kehlkopfes. Beim Einatmen senkt sich das Zwerchfell ab und mit ihm auch der Kehlkopf.

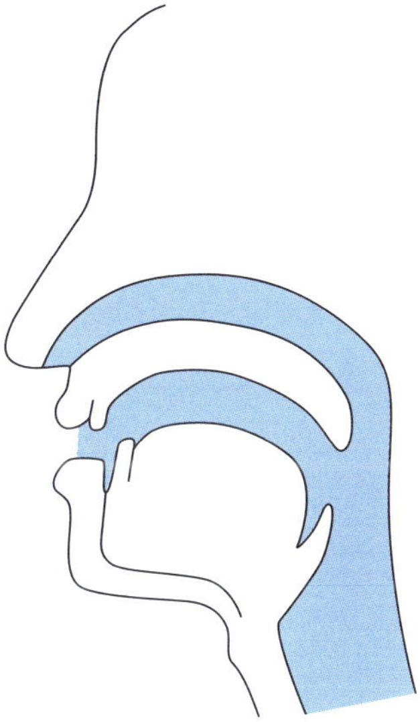

Abb. 6.1 Ansatzrohr

Dadurch wird der Raum im Ansatzrohr vergrößert. Umgekehrt, wenn man sehr angespannt ist, hebt sich der Kehlkopf und verkleinert den Resonanzraum.

Die Resonanz beim Sprechen bestimmt ganz wesentlich unsere Verständlichkeit. Wenn Luft an Stellen entweicht oder aufgehalten wird, dann verändert es die Klangqualität unserer Laute. Dabei trifft es die Vokale genauso wie die Konsonanten. Die Vokale und die Konsonanten entstehen erst durch die Veränderungen im Ansatzrohr, d. h. durch die An- und Entspannung von Lippen, Zunge und Wangen, durch die Lage der Zunge, durch die Kieferöffnung und durch die Gaumensegelbewegung.

Es gibt die pharyngeale Resonanz, das sind die Schwingungen, die im Rachen entstehen. Wenn der Rachen sehr eng ist oder sehr hyperton, also sehr angespannt, dann wirkt sich das auf die Lautbildung aus. Das Sprechen klingt dann kehlig oder kloßig.

Dann gibt es die orale Resonanz, die insbesondere für die Bildung der Vokale verantwortlich ist. Eine geringe Kieferöffnung, eine unzureichende Zungenhebung oder eine abgeschwächte Lippenrundung verändert die Klangqualität der Vokale, so dass z. B. nicht zwischen einem /o/ oder /u/ oder einem /e/ oder /i/ entschieden werden kann.

Die wichtigste Resonanz ist die nasale. Denn die Trennung von Mund- und Nasenraum ist wesentlich für viele unserer Konsonanten. Im Deutschen gibt es nur drei Laute, die nasal gebildet werden: das /m/, das /n/ und das /ng/, welches sich nur am Wortende findet, z. B. in „Klang". Bei diesen drei Lauten muss das Gaumensegel sich öffnen und die Schallwellen über die Nase entweichen lassen. Umgekehrt muss es sich bei allen anderen Konsonanten und bei den Vokalen /a, e, i, o, u, ö, ü, ä/ schließen, damit die Luft nur über den Mundraum gelenkt wird. Im Französischen z. B. ist es anders, dort gibt es die Vokale /ã, ɛ̃, õ / die eine nasale Resonanz erfordern.

Wenn das Gaumensegel nicht richtig schließt, dann hören wir z. B. ein /b/ wie ein /w/ oder ein /k/ wie ein /h/, weil kein vollständiger Verschluss möglich ist.

Bei schweren neuromuskulären Erkrankungen kann es zu einer Lähmung des Gaumensegels kommen. Dann muss man evtl. auf Hilfsmittel wie eine Nasenklammer, ein Nasalanzventil oder sogar eine Gaumensegelprothese zurückgreifen, um die Verständlichkeit des Sprechens wiederherzustellen.

6.3 Gähnübungen

Setzen oder stellen Sie sich aufrecht hin, Schultern locker, Füße parallel.
Jede Übung _______-mal wiederholen.

- Lassen Sie den Unterkiefer hängen, streichen Sie die Wangen aus, strecken Sie die Zunge heraus, schauen Sie „dumm"
- Gähnen Sie laut und ausgiebig. Gähnen Sie mit einem weit aufgerissenen Mund wie ein Nilpferd. Genießen Sie es, strecken Sie sich dabei, wenn es geht
- Gähnen Sie ganz höflich. Halten Sie die Lippen locker geschlossen, lassen Sie den Unterkiefer locker, die Zähne liegen nicht aufeinander – atmen Sie tief durch die Nase ein, Unterkiefer bleibt in Position, spüren Sie, wie sich der Rachenraum weitet
- Massieren Sie Ihren Unterkiefer: lassen Sie den Unterkiefer locker, massieren Sie mit den Fingerspitzen an den Wangen rechts und links von hinten nach vorne
- Stellen Sie sich vor, Sie haben eine heiße Kartoffel im Mund und Sie versuchen sie mit schnellem Einatmen zu kühlen – dabei lösen Sie ein Gähnen aus, Mund bleibt geschlossen

6

Beim Gähnen mit geschlossenem Mund wird der Kehlkopf abgesenkt. Dadurch entsteht mehr Raum im Kehlkopf-, Rachen- und Mundbereich.

6.4 Weitungsübungen

Übung 1

Setzen oder stellen Sie sich aufrecht hin, Schultern locker, Füße parallel.
Jede Übung ______-mal wiederholen.

- Pleuelübung: Lassen Sie ihren Unterkiefer locker, legen Sie den vorderen Zungenrand hinter die unteren Schneidezähne, der Unterkiefer bleibt ruhig, während Sie die Zunge vor- und zurückfedern lassen
- Lippenvibration: Die Lippen sind locker geschlossen, bei der Ausatmung versetzen Sie sie in Vibrationen – auch „Lippenflattern", „Pferdeschnauben", oder „Kutscher-R" genannt: „Brrr!"
- Versuchen Sie die Lippenvibration auf einem Ton, gleiten Sie rauf und runter
- Summen: Versuchen Sie ein ganz entspanntes „Mmmm" zu summen – die Lippen berühren sich gerade noch so, alles vibriert und kitzelt – denken Sie an etwas Leckeres zu essen!
- Lippenblähen: Die Lippen sind locker geschlossen, die Zunge liegt am unteren Zahnrand, die Wangen werden leicht aufgebläht und es entsteht ein weiches „b, b, b"
- Aus dem weichen „b" wird ein:
  - mbum, mbum, mbum
  - mbam, mbam, mbam
  - mbem, mbem, mbem
- Machen Sie weiter mit:
  - mbum, bum, bummel, bummeln
  - mbam, bam, bammel, bammeln
  - mbom, bom, bommel, bommeln

6.4 Weitungsübungen

Übung 2

Setzen oder stellen Sie sich aufrecht hin, Schultern locker, Füße parallel.
Jede Übung _______-mal wiederholen.

- Die Wangen bleiben locker gebläht, die Lippen liegen leicht aufeinander, sprechen Sie die Silben hintereinander mit der Betonung auf der letzten Silbe:
  - „M bu bu bu Bu!"
  - „M ba ba ba Ba!"
  - „M bo bo bo Bo!"
  - „M be be be Be!"
  - „M bi bi bi Bi!"
- Sprechen Sie folgende Wörter locker, mit Lippenblähen vorausgehend:
  - „Bambi – Bahn – Baden – Ballade"
  - „Bombe – Bohne – Bolzen – Bollwerk"
  - „Bembel – Bellen – Besen – Bersten"
  - „bummeln – Bude – Buxtehude – Buche"
  - „Mantel – Mandel – malen – machen – Malaga"
  - „Miete – Miene – Mieze – Minne"
- Sprechen Sie folgende Sätze:
  - „Bambi wartet auf seine Mami"
  - „Bald brüten die Bantamhühner"
  - „Bolle bietet neue blaue Hemden an"
  - „Martin malt lauter bunte Bilder"
  - „Blau blüht das Band der Blumen"

Mit diesen Übungen werden die Resonanzräume geweitet, da Lippen, Wange und Zunge gelockert werden und sich entspannt im Mundraum „zurücklehnen".

6.5 Kauübungen

Setzen oder stellen Sie sich aufrecht hin, Schultern locker, Füße parallel.
Jede Übung ______-mal wiederholen.

- Tun Sie so, als ob Sie Kaugummi kauen würden, dabei dürfen Sie brummen und summen
- Kauen Sie weiter und brummeln Sie immer wieder ein „mjam", „mjom", „mjem" oder „mjum" vor sich hin
- Schmatzen: Während Sie genüsslich kauen, schmatzen Sie dabei, Sie genießen, was Sie gerade essen: „mjam mjam mjam", „mjem mjem mjem", „mjum mjum mjum", „mjom mjom, mjom"
- Jetzt schlecken Sie zwischen den Silben immer wieder mit der Zungenspitze die Oberlippe ab (wie ein Chamäleon):
  - „Num - num - num - num"
  - „Nam - nam - nam - nam"
  - „Nom - nom - nom - nom"
  - „Nem - nem - nem - nem"
  - „Num- num - num - Nummer"
  - „Nam - nam - nam - Name"
  - „Nom - nom - nom - Nomen"
  - „Nem - nem - nem - Nehmen"
  - „Name - nehmen - nomen - Nummer"
  - „Niemand - nennen - Nebel - Norden - Nabel"

Ziel der Kauübungen ist die sog. Kaustimme (Fiukowski 2010). Dabei sprechen wir in der Indifferenzlage, der Mittellage der Stimme, die wir ganz ohne Anstrengung ansteuern können.

6.6 Vokalübungen

Übung 1

Setzen Sie sich aufrecht hin, Schultern locker, Füße parallel.
Jede Zeile _______-mal wiederholen.

- Sprechen Sie die Silben so, dass Sie am Beginn sehr deutlich artikulieren
- Lesen Sie die Zeilen zunächst waagerecht, dann senkrecht

me	mi	mü	mö	mu	mo	ma	meu	mei	mau
be	bi	bü	bö	bu	bo	ba	beu	bei	bau
we	wi	wü	wö	wu	wo	wa	weu	wie	wau
ne	ni	nü	nö	nu	no	na	neu	nei	nau
de	die	dü	dö	du	do	da	deu	die	dau
le	li	lü	lö	lu	lo	la	leu	lei	lau

- Sprechen Sie dann jede Silbe auf eine Ausatmung, verlängern Sie den Vokal am Ende

Diese Übungen sollen den Vokaleinsatz möglichst nach vorne verlagern, damit die Resonanz im Mundraum ausgenutzt bzw. der Vokal sauber eingesetzt wird

6.6 Vokalübungen

Übung 2

Setzen Sie sich aufrecht hin, Schultern locker, Füße parallel.
Jede Zeile _______-mal wiederholen.

- Sprechen Sie die Wörter langsam und deutlich

wagen	Wogen	wegen	*wöhnen	wähnen	wuchern	wiesen	wühlen
mahnen	mogeln	mehlen	mögen	mähen	muhen	Miene	Mühle
Namen	Nomen	nehmen	nöhlen	nähmen	nutzen	niesen	Nüstern
lahmen	lohnen	Lehm	löten	lähmen	Lusen	lieben	lügen
Samen	Sohn	sehen	Söhne	säen	suhlen	sieben	süssen
jagen	johlen	Jemen	*jöhlen	jäten	Jute	jiepen	Jüdin
haben	hohlen	heben	Höhlen	Häme	hupen	hiepen	hüten

- Lesen Sie die Zeilen zunächst waagerecht, dann senkrecht

Auch bei diesen Wörtern wird der Stimmeinsatz nach vorne verlagert, die stimmhaften Anfangslaute verstärkt.

6.7 Nasal-oral-Übungen

Übung 1

Setzen Sie sich aufrecht hin, Schultern locker, Füße parallel.
Jede Zeile_______-mal wiederholen.

- Sprechen Sie folgende Silben paarweise, achten Sie dabei auf eine saubere Aussprache des Anfangslauts

ba - ma	ma - ba	da - na	na - da
be - me	me - be	de - ne	ne - de
bi - mi	mi - bi	di - ni	ni - di
bo - mo	mo - bo	do - no	no - do
bu - mu	mu - bu	du - nu	nu - du
bau - mau	mau - bau	dau - nau	nau - dau
bei - mei	mei - bei	dei - nei	nei - dei
beu - meu	meu - beu	deu - neu	neu - deu

- Sprechen Sie folgende Wortpaare genauso deutlich

Bann - Mann	Mast - Bast	dass - Nass	nah - da
Bein - mein	Met - Beet	denn - Nenn'	nett - det
Bier - mir	Mist - bist	die - Nie	Nil - Deal
Bord - Mord	Mond - Bond	dort - Nord	Nord - dort
Bumm - Mumm	Mus - Buß	Du - Nu	Nu - Du
baut - Maut	Maut - baut	dein - nein	Neid - Deit

Die Übungen dienen dazu, den Wechsel zwischen Lauten, die über den Mundraum (oral) und über den Nasenraum (nasal) gebildet werden, zu trainieren. Hierbei muss sich das Gaumensegel im Wechsel öffnen und schließen.

6.7 Nasal-oral-Übungen

Übung 2

Setzen Sie sich aufrecht hin, Schultern locker, Füße parallel.
Jede Zeile ______-mal wiederholen.

- Sprechen Sie langsam und laut

Lampe	Rampe	Ampel	Pampe
Hemd	verklemmt	gehemmt	brennt
Zimt	Rind	Kind	finden
simpel	Wimpel	Gimpel	Pimpel
Bombe	Plombe	Rombus	Ombud
Mund	Wund	Hund	Grund
Lump	Plump	Schund	Fund
Feind	greint	geleimt	vereint
Freund	verleumt	staunt	raunt

- Flüstern Sie

Alpen	Welpen	Kumpel	Wimpel
Marke	Ferkel	Birke	Forke
Falke	Nelke	Wolke	ulkig
Dank	Zank	Bank	krank
Starter	Körper	Erpel	Gurke
Hand	Sand	Rand	Wand
Wind	Kind	sind	Rind
Hund	gesund	Grund	Schund

Beim Flüstern brauchen wir das Öffnen und Schließen des Gaumensegels.

6.7 Nasal-oral-Übungen

Übung 3

Setzen Sie sich aufrecht hin, Schultern locker, Füße parallel.
Jedes Wort _______-mal wiederholen.

- Sprechen Sie folgende Wörter langsam und deutlich, genießen Sie die Verbindung der Laute
- Lesen Sie zunächst vertikal, dann horizontal

Planke	Enkel	Winkel	Onkel	Funker
Danke	Senke	Imker	Forke	Funken
Tanker	Nelke	Birke	Folter	dunkel
Marke	Ferkel	Zink	borgt	Schurke
Amt	hemmt	stimmt	kommt	summt
zankt	denkt	winkt	unkt	bongt
Falke	Elke	Wilke	Wolke	ulkte
strampeln	krempeln	Wimpel	Stolpern	Tulpe
Ampel	Tempel	Gimpel	*Bompel	Kumpel
Quark	Zwerg	wirkt	sorgt	Burg

- Flüstern Sie diese Wörter
- Sprechen Sie diese Wörter mal laut, mal leise, im Wechsel

In diesen Wörtern ist gezielt ein nasal-oral Wechsel eingebaut. Gerade, wenn man sie langsam spricht, wird er sehr deutlich und bewusst.

6.7 Nasal-oral-Übungen

Übung 4

Setzen Sie sich aufrecht hin, Schultern locker, Füße parallel.
Jede Übung _______-mal wiederholen.

- Sprechen Sie die Laute „M", „N" und „NG" zunächst immer im Wechsel

M	N	NG
M	N	NG
M	N	NG

- Jetzt gleiten Sie mit der Stimme nach oben

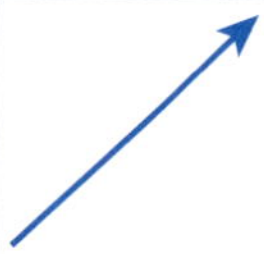	M	N	NG
	M	N	NG
	M	N	NG

- Jetzt gleiten Sie mit der Stimme nach unten

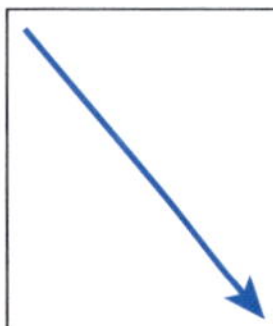	M	N	NG
	M	N	NG
	M	N	NG

In dieser Übung kombinieren Sie Wechsel von nasal zu oral mit der Stimme. Fangen Sie erst in einer entspannten Stimmlage an.

6.8 Haikus und Gedichte

Übung 1

Ein Haiku ist eine japanische Gedichtform, die übersetzt „auf einen Atemzug" bedeutet. Es sind kurze Verse, die meistens mit der Natur zu tun haben. Sie lassen sich ganz wunderbar sprechen. Nutzen Sie die Weite Ihres Resonanzraumes.

„Unter dem Himmel des neuen Jahres
Ist das Meer
Ganz still."

„Wintermond –
Und nicht ein Stein, um ihn
Nach dem Hund zu schmeißen!"

„Wenn ich denke, dass es
Mein Schnee ist auf dem Hut,
wird er mir leicht."

„Ein Licht
entzündet sich am andern
in der Frühlingsnacht."

„Der Bote reicht
zuerst den Blütenzweig und dann
Den Brief."

„Der Pflaumenblütenzweig
Gibt seinen Duft
Dem, der ihn brach."

„Stille – der Zikadenlärm
Dringt
Ein in die Fels

6.8 Haikus und Gedichte

Übung 2

Marmelade, Schokolade (James Krüss)

„Marmelade,
Schokolade
Kaufen Sie bei mir!
Groben Zucker,
Feinen Zucker,
Alles gibt es hier!

Weiße Knöpfe,
Schwarze Knöpfe,
Bänder für die Schuh,
Garn und Faden
Gibt's im Laden
Greifen Sie nur zu!

Vogelfutter,
Markenbutter,
Mehl und Fett und Grieß,
Große Gurken,
Kleine Gurken,
Sauer oder süß!

Tag, Herr Seemann!
Tag, Frau Lehmann!
Womit kann ich dienen?
Meine Eier
Sind nicht teuer,
Die empfehl ich Ihnen.

Grüne Seife,
Gelbe Seife,
Ata und Persil!
Kommen Sie
Und kaufen Sie!
Es kostet gar nicht viel.

Geben Sie mir
Diese Wurst hier
Und ein viertel Quark!
Gern geschehen.
Handumdrehen.
Kostet eine Mark.

So geht's weiter.
Keck und heiter,
bis der Tag vorbei.
Noch im Bette
Um die Wette
Rufen alle drei:

Marmelade,
Schokolade
Kaufen Sie bei mir!
Groben Zucker,
Feinen Zucker,
Alles gibt es hier!

Weiße Knöpfe,
Schwarze Knöpfe,
Bänder für die Schuh,
Garn und Faden
Gibt's im Laden
Greifen Sie nur zu!"

6.8 Haikus und Gedichte

Übung 3

Aus alten Märchen winkt es (Heinrich Heine)

„Aus alten Märchen winkt es
Hervor mit weißer Hand
Da singt es und da klingt es
Von einem Zauberland:

Wo große Blumen schmachten
Im goldnen Abendlicht,
Und zärtlich sich betrachten
Mit bräutlichem Gesicht;

Wo alle Bäume sprechen
Und singen, wie ein Chor,
Und laute Quellen brechen
Wie Tanzmusik hervor;

Und Liebesweisen tönen,
Wie du sie nie gehört,
bis wundersüßes Sehnen
dich wundersüß betört!

Ach, könnt ich dorthin kommen,
Und dort mein Herz erfreun,
Und aller Qual entnommen,
Und frei und selig sein!

Ach! Jenes Land der Wonne,
Das seh ich oft im Traum;
Doch kommt die Morgensonne,
Zerfließt's wie eitel Schaum."

6.8 Haikus und Gedichte

Übung 4

Der wirkliche Apfel (Michael Ende)

„Ein Mann der Feder, berühmt und bekannt
Als strenger Realist,
beschloß, einen einfachen Gegenstand
zu beschreiben, so wie er ist:
Einen Apfel z. B., zwei Groschen wert,
mit allem, was dazu gehört.

Er beschrieb die Form, die Farbe, den Duft,
den Geschmack, das Gehäuse, den Stiel,
den Zweig, den Baum, die Landschaft, die Luft,
das Gesetz, nach dem er vom Baume fiel…

Doch das war nicht der wirkliche Apfel, nicht wahr?
Denn zu diesem gehörte das Wetter, das Jahr,
die Sonne, der Mond und die Sterne…

Ein paar tausend Seiten beschrieb er zwar,
doch das Ende lag in weiter Ferne;
denn schließlich gehört er selbst dazu,
der all dies beschrieb, der Markt und das Geld
und Adam und Eva und ich und du
und Gott und die ganze Welt…

Und endlich erkannte der Federmann,
daß man nie einen Apfel beschreiben kann.
Von da an ließ er es bleiben,
die Wirklichkeit zu beschreiben.
Er begnügte sich indessen
Damit, den Apfel zu essen."

KAPITEL

7 Sprechen – Funktionskreis Artikulation

7.1 Zielsetzung

In diesem Kapitel geht es um die Artikulation, die Aussprache der Laute, Wörter und Sätze. Die Artikulation, welche umgangssprachlich mit Sprechen oder Sprechweise gleichgesetzt wird, ist einer der drei Funktionskreise des Sprechens, neben Atmung und Stimmgebung. Das Sprechen ist dem Menschen zu eigen. Kein anderes Lebewesen hat es in der Evolution geschafft, Laute so zu formen, dass sie bedeutungsunterscheidend sind. Die Artikulation ist von Sprache zu Sprache unterschiedlich, jeder Laut wird auf eine bestimmte Art und Weise gebildet und mit anderen Lauten kombiniert, sodass man klar hören kann, welche Muttersprache jemand spricht, auch wenn er die Fremdsprache beherrscht. Wenn jemand, der aus Frankreich kommt, Deutsch spricht, dann lässt die Person z. B. das /h/ am Wortanfang weg und sagt „aus“ statt „Haus“, weil es diesen Laut am Wortanfang im Französischen nicht gibt. Ein Amerikaner rollt das /r/ auf eine so besondere Weise, dass er sich im Deutschen verrät.

Wie wir artikulieren und die Wörter aussprechen macht einen ganz wesentlichen Anteil aus, ob wir verstanden werden. Es fällt uns sofort auf, wenn jemand nicht sauber artikuliert, undeutlich oder verwaschen spricht oder sogar lallt. Dabei ist die Aussprache eines einzelnen Lautes meistens weniger problematisch als die Kombination der Laute, die sog. Koartikulation. Denn genau da sind die Sprechwerkzeuge gefordert, die richtige Position zur richtigen Zeit einzunehmen.

Bei den meisten Dysarthrien liegt das Problem der Artikulation tatsächlich in der Kombination von Silben und Wörtern zu Sätzen. Dennoch gibt es bei manchen Betroffenen bereits das Problem, einzelne Laute, z. B. das /l/ oder das /s/ oder /sch/, korrekt zu sprechen.

Die Übungen in diesem Kapitel sind nach den Lauten der deutschen Sprache aufgebaut. So geht es zunächst darum, die Einzellaute auf Silbenebene zu üben, um sie dann in Wörtern, Sätzen und kurzen Texten zu kombinieren. Dabei sind die Laute nach Vokalen und Konsonanten getrennt. Die Konsonanten werden anhand ihres Artikulationsorts vorgestellt, also ob sie z. B. mit den Lippen (erste Artikulationszone), der Zungenspitze und dem Zahndamm (zweite Artikulationszone) oder dem Zungenrücken und dem Gaumen (dritte Artikulationszone) gebildet werden (➤ Kap. 10). Innerhalb der Artikulationszonen sind die Laute nach ihrer Artikulationsart sortiert, also z. B. Reibelaute, Verschlusslaute, Nasale. Den Anfang machen die Vokale, Umlaute und die Diphthonge (➤ Kap. 7.3ff.), dann kommen die Laute der ersten (➤ Kap. 7.6ff), der zweiten (➤ Kap. 7.10ff) und der dritten Artikulationszone (➤ Kap. 7.16ff). In ➤ Kap. 7.22 geht es um verflixte Konsonantenverbindungen in Wörtern. In ➤ Kap. 7.23 finden sich Zungenbrecher. Den Abschluss dieses Kapitels bilden Gedichte (➤ Kap. 7.24) und Texte, die insbesondere eine gute Artikulation erfordern.

Ziele dieser Übungen sind:

1. Korrekte Artikulation von Einzellauten
2. Korrekte Koartikulation von Lautverbindungen
3. Verbesserung der Verständlichkeit auf Satzebene

7

4. Verbesserte Koordination der Sprechbewegungen
5. Verbesserte Verständlichkeit der Spontansprache

Auch für diese Übungen gilt, dass eine gute Vorbereitung i. S. einer guten Haltung und eines Aufwärmtrainings wichtig ist. Suchen Sie sich Übungen aus ➤ Kap. 2 und ➤ Kap. 3 zur Vorbereitung heraus.

7.2 Artikulation – kurz erklärt

Für die Artikulation brauchen wir die Zunge, die Lippen, das Gaumensegel und den Unterkiefer. Diese Organe spielen zeitlich und räumlich zusammen, um aus dem Luftstrom die Laute und die Lautübergänge zu formen (➤ Abb. 7.1).

Am wichtigsten ist der Unterkiefer, der sich beim Sprechen auf und ab bewegt. Dessen Öffnungsgrad hat wiederum einen Einfluss auf die Bewegungen von Lippen, Zunge und Gaumensegel. Gleichfalls hängen Zunge und Gaumensegel zusammen, je nach Öffnungsgrad entstehen eher offene – z. B. /a/ – gegenüber geschlossenen Lauten, z. B. /i/. Die Lippen können sich runden oder spreizen, öffnen oder schließen, die Zunge hebt und senkt sich, entweder die Zungenspitze, das Zungenblatt oder der Zungenrücken. Diese verschiedenen Bewegungen passieren innerhalb von Millisekunden und auf engstem Raum. Sie sind das Ergebnis eines jahrelangen motorischen Lernens. Das Sprechen ist wahnsinnig automatisiert, wir müssen nicht darüber nachdenken, welchen Laut wir in welcher Form bilden müssen. Schon während des Spracherwerbs experimentieren die Kinder und lernen, wie sie ihre

7

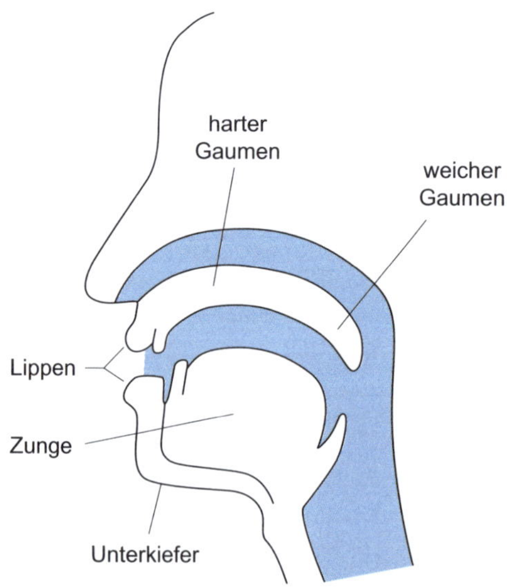

Abb. 7.1 Artikulationsorgane

Sprechwerkzeuge in die richtige Position bringen müssen, um einen existierenden Laut ihrer Muttersprache zu erzeugen. Über das akustische Feedback lernen sie so nach und nach die Laute ihrer Sprache. Wenn Kinder mehrsprachig aufwachsen, lernen sie die verschiedenen Laute den verschiedenen Sprachen zuzuordnen. Im Erwachsenenalter ist also die Aussprache hochautomatisiert. Das Faszinierende zudem ist, dass sich die Sprechwerkzeuge ihrer Umgebung anpassen. Das heißt, dass wir auch mit vollem Mund, mit einer Zigarette im Mundwinkel oder auch nach einem Zahnarztbesuch immer noch die Laute einigermaßen korrekt artikulieren können. Wir kompensieren sozusagen die Umstände, unser Artikulationssystem passt sich an. Die Verständlichkeit kann allerdings dabei abnehmen.

Bei einer Dysarthrie ist sehr häufig v. a. die Artikulation betroffen, weil sich eine muskuläre Schwäche auf die Kompensationsmechanismen auswirken kann oder weil, wie in den meisten Fällen, die Kontrolle und die Steuerung der Sprechabläufe gestört ist. Hinzu kommt, dass Patient*innen oft ihr Sprechen nicht mehr wahrnehmen bzw. akustisch kontrollieren können. Sie merken oft nicht, wie verändert sie sprechen, d. h., dass die akustische Feedbackschleife nicht mehr funktioniert. Dies führt nicht selten dazu, dass sie keine Notwendigkeit darin sehen, ihre Sprechweise zu verändern.

Wenn durch einen Schlaganfall oder eine neuromuskuläre Erkrankung die Sprechzentren und die zu- und ableitenden Nervenbahnen gestört sind, führt das zu einer veränderten Sprechweise und Aussprache. Sie ist häufig gekennzeichnet durch eine Unschärfe, z. B. klingt ein /t/ eher wie ein /d/, oder eine Rückverlagerung, d. h. die Laute werden eher hinten im Rachenraum gebildet, weil die Zunge zurückgezogen wird, durch eine reduzierte Artikulationsbewegung, z. B. wird der Kiefer kaum geöffnet, die Zunge nur minimal bewegt, die Lippen nicht gerundet oder gespreizt oder auch zu einer gestörten zeitlich-räumlichen Koordination der Aussprache. Hierbei kommt es zu überschnellen oder zu langsamen Artikulationsbewegungen, dann klingt es häufig sehr verwaschen.

Eine korrekte Aussprache erfordert das räumliche und zeitliche Zusammenspiel von Nerven und Muskeln auf kleinstem Raum. Für jeden Laut, der gebildet wird, muss das Programm auch im Voraus wissen, wohin die Zunge sich bewegen soll, mit wieviel Druck, mit oder ohne Stimme und welchen Öffnungsgrad der Unterkiefer haben muss. Eine korrekte Aussprache ist also das Ergebnis einer gelungenen Koartikulation, die nach Aderhold (2007) von drei Faktoren bestimmt wird:

1. Die Artikulation des vorhergehenden Lautes
2. Die Art und der Ort der Artikulation des eigentlichen Lautes
3. Die Artikulation des nachfolgenden Lautes

7.3 Lautbildung: Vokale, Umlaute und Diphthonge – Silben

Übung 1

Machen Sie Vorübungen zur Lockerung von Kiefer und Mund z. B. aus ➤ Kap. 3. Halten Sie den Unterkiefer locker, die Zunge liegt an den unteren Schneidezähnen. Sprechen Sie die Silben langsam. Die unterstrichenen Silben sind betont. Sprechen Sie jede Zeile 3-mal.

- „He ho he ho he ho he ho"
- „De do de do de do de do"
- „Le lo le lo le lo le lo"
- „Ne no ne no ne no ne no"
- „Me mo me mo me mo me mo"
- „We wo we wo we wo we wo"

- „Hi hu he hu hi hu hi hu"
- „Di du di du di du di du"
- „Li lu li lu li lu li lu"
- „Ni nu ni no ni nu ni nu"
- „Mi mu mi mu mi mo mi mu"
- „Wi wu wi wu wi wu wi wu"

- „He hö he hö he hö he hö"
- „De dö de dö de dö de dö"
- „Ne nö ne nö ne nö ne nö"
- „Le lö le lö le lö le lö"
- „Me mö me mö me mö me mö"
- „We wö we wö we wö we wö"

- „Hi hü he hü hi hü hi hü"
- „Di dü di dü di dü di dü"
- „Ni nü ni nü ni nü ni nü"
- „Li lü li lü li lü li lü"
- „Mi mü mi mü mi mü mi mü"
- „Wi wü wi wü wi wü wi wü"

Bei dieser Vokalübung geht es um die Geschmeidigkeit der Mundwinkel, der Unterkiefer und die Zunge bleiben in Position. Sie verändern den Vokal nur durch das Öffnen und Schließen der Mundwinkel.

7.3 Lautbildung: Vokale, Umlaute und Diphthonge – Silben

Übung 2

Machen Sie Vorübungen zur Lockerung von Kiefer und Mund aus ➤ Kap. 3. Nun geht es um die Kieferbewegung und die Lippenrundung. Die Zunge bleibt an den unteren Schneidezähnen. Sprechen Sie die Silben langsam. Sprechen Sie jede Zeile 3-mal.

a	e	i	o	ö	u	ü
ha	he	hi	ho	hö	hu	hü
ba	be	bi	bo	bö	bu	bü
da	de	di	do	dö	du	dü
na	ne	ni	no	nö	nu	nü
la	le	li	lo	lö	lu	lü
ma	me	mi	mo	mö	mu	mü
wa	we	wi	wo	wö	wu	wü
ga	ge	gi	go	gö	gu	gü
ra	re	ri	ro	rö	ru	rü

Je nach Vokal verändert sich die Kieferstellung und die Lippenrundung. Spüren Sie in der Reihenfolge die Bewegung des Unterkiefers nach oben und die zunehmende Rundung der Lippen. Vermeiden Sie, beim /i/ den Mund zu sehr zu spreizen.

7.3 Lautbildung: Vokale, Umlaute und Diphthonge – Silben

Übung 3

Machen Sie Vorübungen zur Lockerung von Kiefer und Mund aus ➤ Kap. 3. Unterkiefer und Lippen arbeiten, die Zunge bleibt an den unteren Schneidezähnen. Sprechen Sie die Silben langsam. Sprechen Sie jede Zeile 3-mal.

- „Hai hau hai hau hai hau"
- „Hai hoi hai hoi hai hoi"
- „Hau hoi hau hoi hau hoi"
- „Hau hai hoi"
- „Bau bai boi"
- „Dau dai doi"
- „Nau nai noi"
- „Lau lai loi"
- „Mau mai moi"
- „Wau wai woi"
- „Gau gai goi"
- „Rau rai roi"

Die Diphthonge (Doppel- oder Zweilaute) sind besonders. Sie erfordern eine sehr schnelle Veränderung der Kieferöffnung und gleichzeitig eine Lippenrundung oder -spreizung. Hier übt man bereits Elemente der Koartikulation.

7.4 Lautbildung: Vokale, Umlaute und Diphthonge – Vokallänge /a/, /e/, /i/, /o/, /u/, /ö/, /ü/

Konzentrieren Sie sich auf die einzelnen Vokale. Die Länge ist wichtig für die Verständlichkeit.

Made	Matte
Nagen	Nacken
lahm	Lamm
Lage	Lacke
Rasen	Rasse
Fahl	Fall
Wahl	Wall
Saal	Salz
Sahne	Sand
Schaden	Schatten
Bahn	Bann
Dame	Damm
Gase	Gasse
Tadel	Dattel
Staat	Stadt
Star	starr
Kahn	kann
Amen	Amme
Aas	Ast
Aale	alle

Mehl	Mett
Nebel	Nessel
Lehm	Leck
stehen	stellen
Meer	Mett
Regen	Recken

wehren	wessen
teeren	testen
Kehle	Kessel
Rede	Rest
Schere	Schelle
Bär	Asbest
Weg	weg
Fehde	Fest
Pegel	Pelle
Zeder	Zecke
scheren	schenken
Thema	Therme
Eber	Ärger
Esel	Ente

Miene	Minne
Liebe	Lippe
fliegen	flicken
Riese	Riss
Ziege	Zicke
Hiebe	Hippe
Biene	binnen
schielen	schillern
diese	Distel
rief	Riff
Kies	Kissen
Biber	bibbern
Tiger	ticken
Tier	Tipp
Pinie	Pinne
Spieß	spitz
Kies	Kinn
Diesel	dissen
ihm	im
ihn	Inn

Mode	Motte
Lore	Lotte
Lob	Loch
Rot	Rotte
Rose	Rosse
Pfote	Pfosten
Wohnen	Wonne
Sohn	Sonne
Schote	Schotte
Zofe	Zopf
hohl	Holz
Hoch	Hochzeit
Pose	Posse
Donau	Donner
Ton	Tonne
Dom	Tom
Gote	Gott
Kohl	Koller
oben	ob
Ofen	offen

Mut	Mutter
Wut	Wunder
Nut	Nuss
Glut	Guss
Ruf	Russe
Ruß	rund
Huf	Hund
gut	gurren
Hut	Hummel
Lupe	Luther
Rute	rund
Glut	Glucke
Knut	knurren
Schuh	Schuld
Mut	Mumm
Kugel	kurz

Juni	Juppe
Stute	stumpf
Uhu	Urne
Uhr	und

müde	Mütter
Rüde	rüstig
Lüge	Lüster
Düse	Dünger
Hügel	Hülse
Hühner	hüpfen
Tüte	Tücke
Rüge	Rücken
Bühne	Bündel
Mühle	Müll
Möbel	Mörtel
Vögel	Völker
Böe	Börse
Löwe	Löffel
König	Könner
Töne	Töpfe
schön	Schöpfer
Römer	Rösser
Chöre	Körner
Löten	Löcher

7.5 Lautbildung: Vokale, Umlaute und Diphtonge

Übung 1: Wörter

Konzentrieren Sie sich auf die Doppellaute. Die Länge des Lauts ist wichtig für die Verständlichkeit.

hausen	Häuser	heiser
rauchen	räuchern	reisen
laufen	Läufer	leise
Kraut	Kräuter	Kreide
Baum	Bäume	Beine
Maul	Mäuler	Meiler
Laute	Leute	Leiste
Strauch	Sträucher	Streicher
blau	bläulich	Blei
kaufen	käuflich	keifen
schauen	scheuen	scheinen
Laut	läuten	leimen
Auge	Eule	Eile
aus	Euch	Eis
Gaul	Gäule	geil
Stau	Steuer	Steiermark
grau	gräulich	greislich
Frau	Fräulein	freilich
Zauber	Zäune	Zeit
Sauna	Säue	Sein
Auto	Euter	Eiter
Fauna	Fäule	Feile
Bauch	Bäuche	Beichte
Brause	Bräuche	Breite
Trauer	Treue	Treiben

7.5 Lautbildung: Vokale, Umlaute und Diphthonge

Übung 2: Sätze

Üben Sie die Aussprache der Vokale auf Satzebene, sprechen Sie langsam und deutlich.

- Am Abend sammeln sich alle alten australischen Aborigines und erzählen sich allerhand wundersame Anekdoten.
- Mehrere Meeresbewohner in der engen Bucht, unter anderem die Meeresschnecke, die Meeresechse, die Seepferdchen und die Eremitenkrebse, sind endemisch.
- In Italien isst man immer vier Gänge italienischer vielfältiger Genüsse und stimmt danach ins Singen mit ein.
- Ottfried und Holger sind Obdachlose, die sich immer für ihre Wohnungslosigkeit loben, obwohl sie trotzdem große Sorgen haben.
- Unter dem Ulmenbaum sitzen zwei Unken.
- In der Höhle von Tölz lebten ein bis zwei Löwen, die von den größten Tölzer Bösewichten getötet wurden.
- Über den Brücken von Überlingen überraschte ein Überflieger die übertölpelten Brückenbauer.
- Auch Autos ohne Auspuff stoßen viel Staub aus.
- Heute liegen sehr viele Leute unter den Bäumen, um sich zu bräunen.
- Reisen steigert die Begeisterung für viele Bereiche, wenn man Eifer und Neugierde zeigt.
- In Asien zeigen sich am Abend am Himmel die Abendröte und die glutrote Sonne während in Amerika die Morgenröte durch die Wolken bricht.
- Austern und Austernpilze haben aber auch gar nichts miteinander zu tun.
- Heute heulen die Wölfe wieder in den bayrischen Bergen und Wäldern, früher wurden sie gejagt.
- Eine Schneiderlehre ist heutzutage eine einzigartige Besonderheit.
- Die Wogen und Wolken an der norddeutschen Nordseeküste sind nicht vergleichbar mit denen an der Ostseeküste.
- Feiertage sind beliebt bei Arbeitnehmerinnnen und Arbeitnehmern, wenn sie auf Wochentage fallen.

7.5 Lautbildung: Vokale, Umlaute und Diphthonge

Übung 3: Unsinngedichte

Ottos Mops (Ernst Jandl)

„Ottos mops trotzt
Otto: fort mops fort
Ottos mops hopst fort
Otto: soso

Otto holt koks
Otto holt obst
Otto horcht
Otto: mops mops
Otto hofft

Ottos mops klopft
Otto: komm mops komm
Ottos mops kommt
Ottos mops kotzt
Otto: ogottogott"

Variation: Uwes Kuh

„Uwes kuh muht
Uwe: schu kuh schu
Uwes kuh guckt stur
Uwe: uh uh

Uwe pustet rum
Uwe pustet luft
Uwe ruft
Uwe: kuh kuh
Uwe schluckt

Uwes kuh summt
Uwe: kumm kuh kumm
Uwes kuh spuckt
Uwe: dudududu"

Variation: Ingrids Igel

„Ingrids igel piekt
Ingrid: flieh igel flieh
Ingrids igel flieht
Ingrid: sieh sieh

Ingrid singt hier
Ingrid trinkt bier
Ingrid sinnt
Ingrid: hier igel hier
Ingrid spinnt

Ingrids igel spielt
Ingrid: lieb igel lieb
Ingrids igel schielt
Ingrids igel bricht
Ingrid: igittigitt"

7.6 Lautbildung erste Artikulationszone: Plosive /p/, /b/

Übung 1: Wörter

Lockern Sie den Unterkiefer und die Lippen (➤ Kap. 3). Sprechen Sie langsam und deutlich.

- Bulle – Pulle
- Bube – Puppe
- Bude – Pute
- Bogen – Pocken
- Bohle – Pole
- Bohren – Poren
- bellen – Pellen
- Binde – Pinte
- Bass – Pass
- Bar – Paar
- Backen – Packen
- Baden – Paten
- Braten – Prater
- Brise – Prise
- Bader – Pater
- Bein – Pein
- Blatt – Platt
- Hiebe – Hippe
- Liebe – Lippe
- Siebe – Sippe
- Ober – Oper
- haben – Happen
- laben – Lappen
- Gabe – Kappe
- Rabe – Rappe
- Stäbe – Steppe
- Gebäck – Gepäck
- Waben – Wappen
- Knabe – Knappe
- Rauben – Raupe

7

BEISPIELE

Budapest, Buntpapier, Bob, Bärenpelz, Biberpelz, Backobst, Backpulver, Bauplan, Postbote, Pubertät, Pestbeule, Paketboot, Putzlappen, Pipette, Blütenblatt, Butterblume, Paddelboot, Pusteblume, Prachtbursche, Probierpackung, Bäckerbube, Bootsbauer, Plankenbretter, Pilotenbleibe, Blutsbrüder, Blütenpollen

7.6 Lautbildung erste Artikulationszone: Plosive /p/, /b/

Übung 2: Sätze und Phrasen

Lockern Sie den Unterkiefer und die Lippen (➤ Kap. 3). Sprechen Sie langsam und deutlich.

- Bleib bei mir!
- Probiere es aus!
- Bring' mir die Post!
- Positioniere dich prompt!
- Brabbel nicht so plump!
- Beliebt bist Du!
- Bleibst Du bei mir?
- Paperlapapp!
- Prima!
- Der Postbote brachte viele Briefe und Pakete.
- Blaue Bälle lassen sich schneller aufpumpen als braune Bälle.
- Die Bienen brummen um die Pusteblumen herum.
- Bergauf und bergab geht es im Pustertal.
- Der Biopflücksalat wird in Apulien produziert und abgepackt.
- Braune Bären haben größere Pranken als schwarze Bären.
- Bernd glaubt, der Produzent hat bei der Probe heimlich aufgepasst.
- Pandabären und Pumas brauchen besondere Protektion.
- Peter und Paula fahren nach Paris mit dem Porsche.
- Die Platane pflanzt man nicht neben einer Birke oder einer Buche.
- Der Prototyp des Roboters kann bereits die Pumpen bedienen.
- Pflückt man die Birnen nicht rechtzeitig, werden sie breiig und pampig.
- In den Provinzen von Apulien und bei Pompeji sieht man noch alte imposante Bauten der Römer.
- Die Bajuwaren waren ein altes unbekanntes Volk in Bayern, das zu Füßen der Alpen brav lebte.

7.7 Lautbildung erste Artikulationszone: Frikative /f/, /w/

Übung 1: Wörter

Machen Sie Vorübungen zur Lockerung von Unterkiefer und Lippen aus ➤ Kap. 3. Sprechen Sie langsam und deutlich.

- Fohlen – wollen
- viele – Wille
- Vieh – wie
- Faden – Waden
- Felle – Welle
- finden – winden
- Fall – Wall
- Fee – Weh
- fegen – wegen
- Fand – Wand
- Fuchs – Wucht
- fallen – wallen
- Funde – Wunde
- finden – Wind
- fangen – Wangen
- fehlen – wählen
- fetten – wetten
- fahren – Waren
- Ferkel – Werkeln
- Affe – bewaffnen
- Hafen – Hawaii
- Seife – Geweih
- Taifun – Taiwan
- Pfeife – Eiweiß
- Grafen – Krawatte
- Giraffe – Gewand
- Löffel – Löwe

BEISPIELE

Fuerteventura, Feuerwahn, Warnfeuer, Wanderfalke, Friedensweg, Wohlgefallen, Fließwasser, Fremdwahrnehmung, Wiedereinfallen, Flohwunder, Fliegenfalle, Feuerwehr, Friedenswache, Wanderfuchs, Fuchsschwanz, Wiederverwertung, Flugzeugwart, Wohnfläche, Wiedervereinigung, Falschwähler, Wahlverfälschung, Wunderwaffe, Wollflies, Willensverfügung, Fallwinde

7.7 Lautbildung erste Artikulationszone: Frikative /f/, /w/

Übung 2: Sätze und Phrasen

Machen Sie Vorübungen zur Lockerung von Unterkiefer und Lippen aus ➤ Kap. 3. Sprechen Sie langsam und deutlich.

- Flieh von hier!
- Fahre nicht zu weit weg!
- Funktioniert das Wifi?
- Wollen wir Feierabend feiern?
- Wind und Wetter!
- Wogen und Wolken
- Fanfaren und Flöten
- Fünf Füchse fliehen vor dem wütenden Wachtmann von der Wäscherei.
- Die Fußballer feiern fünf Tage lang ihren Weltmeistertitel bei der WM.
- Wenn die Fischer Fische fangen wollen, dann müssen sie viele Wochen lang in den Wellen warten.
- Franziska fährt viel lieber mit dem Fahrrad als mit dem Wohnwagen.
- Die Weberei webt mit vielen Farben und verschiedenen Wollen Flicken- und Wandteppiche.
- Das Feuer verbreitet sich wahnsinnig schnell und frisst sich durch Wände, Fliesen und Fenster.
- Viele Vögel verlassen im Winter ihr Winterquartier und fliegen weit zurück in ihre bekannten Gefilde.
- Woanders ist das Wetter viel wohltuender.
- Wenn Flugzeuge vom Himmel fallen, wird es Frösche regnen.
- Verena und Friedrich sind fleißige Helfer bei der Kartoffelernte.
- Hoffentlich schwimmen die Schwäne nicht zu weit weg.
- Ich wache an jedem Wochentag durch den Wecker auf.
- Viele Flugreisen verfehlen das von verschiedenen Versammlungen festgelegte Klimaziel in Europa.
- Womöglich wollen die wenigen Wattwanderer gar keine steife Brise, wenn sie über das Watt wandern.

7.8 Lautbildung erste Artikulationszone: Affrikate /pf/ – Wörter und Sätze

Sprechen Sie die Silben und Wörter langsam und deutlich, betonen Sie den Laut /pf/.

BEISPIELE

Pferd, Pfau, Pfund, Pforte, Pfarrer, Pfeife, Pfand, Pfeffer, Pflaume, Pfirsich

BEISPIELE

Dampfer, Sauerampfer, Knöpfe, Apfel, Gipfel, Hopfen, Karpfen
Dampf, Rumpf, Pimpf, Knopf, Kopf, Sumpf, Strumpf, Kampf, Topf

BEISPIELE

Dampfnudel, Impfpass, Pfadfinder, Oberpfalz, Gipfelfinder, Abdampfbehälter, Apfelmusflecken, Bauernopfer, Pfauenfeder, Bohrkopfflansch

7

- Pfui!
- Du Pflegel!
- Du Pfiffikus!
- Das finde ich pfundig!
- Er ist ein Pfundskerl!
- Pflaumen sind nicht leichter zu pflücken als Zwetschgen.
- Der alte Apfelbaum wurde vom Pflug aus der Erde gerupft.
- Mit einem Schnellkochtopf lassen sich Pfirsiche und anderes gepflücktes Obst besonders gut zu pflanzlichen Aufstrichen verarbeiten.
- Mit dem Dampfer über die stürmische See abdampfen.
- Die Pfadfinder waren pfiffig und pfändeten fünf ihrer Pfähle für ein paar Pfennige.
- Der fromme Pfarrer schwang sich auf sein Pferd und preschte den Gipfel hinauf.
- Viele Pfirsiche und Pflaumen verfaulen pfundweise am Baum, weil sie niemand pflückt.

7.9 Lautbildung erste Artikulationszone: Nasal /m/ – Wörter, Phrasen, Sätze

Machen Sie Vorübungen zur Lockerung von Unterkiefer und Lippen aus ➤ Kap. 3. Sprechen Sie langsam und deutlich. Sprechen Sie jede Zeile 3-mal.

BEISPIELE

Made, Mode, Miete, Mutter, Möbel, Mürbe, Maus, Meister, Meute
Mantel, Marathon, Melone, Mechanik, Modell, Manager, Maurer

BEISPIELE

Name, Familie, Daumen, Thema, Heimat, Zimmer, summen, Sommer, nehmen, schimpfen, leimen, lehmig, Zimt, Samt

BEISPIELE

Damm, Lamm, Kamm, fromm, Tom, Tim, nimm, Lehm, Saum, kaum, Keim, Leim, Reim, Rum, dumm, herum, ihm

- Moritz möchte auf den Mond fliegen.
- Marmelade macht Martina immer im Sommer.
- Jeden Monat Mai mieten Michaela und Martin ein Wohnmobil und machen sich auf mühsamem Weg nach Palma de Mallorca.
- Mirabellen kommen meistens nicht ins Müsli.
- Mediziner mögen gerne miteinander über den Campus marschieren.
- Im Margarethenhof entstehen mitten unter dem malerischen Himmel moderne Mietwohnungen.
- Meistens mögen Kinder Pommes mit Mayo und Ketchup.
- Warum meinst Du möchte Frau Merkel nicht mehr im Amt bleiben?
- Maler sind Meister im Anwenden und Mischen von mehreren Farben aus Eimern.
- Domino ist ein altes Spiel aus dem Mittelalter.
- Maurer ist ein ehrwürdiger Meisterberuf.
- Im Mehl finden sich bei mangelhafter Lagerung Millionen von Mehlwürmereiern und -maden.

Bei einem Nasallaut entweicht die Luft über die Nase. Das Gaumensegel öffnet sich, während die Lippen leicht geschlossen sind.

7.10 Lautbildung zweite Artikulationszone: Plosive /t/, /d/

Übung 1: Wörter

Betonen Sie die Plosive /t/ und /d/ in diesen Wörtern.

- Dusche – Tusche
- Du – Tu
- Dom – Tom
- Dosen – Tosen
- Dolde – Tollte
- Dill – Till
- Dohle – Tolle
- Dicken – ticken
- Dante – Tante
- Dank – Tank
- Deich – Teich
- Dorf – Torf
- der – Teer
- Dir – Tier
- Dritte – Tritte
- drüben – trüben
- Fuder – Futter
- Bode – Boten
- Roden – Rotten
- Mode – Motte
- weder – Wetter
- reden – retten
- Feder – Vetter
- Lieder – Liter
- sieden – Sitten
- Köder – Köter
- Laden – Latten
- Baden – baten
- Waden – waten
- Lade – Latte
- leider – Leiter
- Leiden – leiten
- Seide – Seite
- Mandel – Mantel
- Ende – Ente

7

BEISPIELE

Douglastanne, Duett, duften, Dummheit, Düngemittel, Dünensand, Donaudelta, Dortmund, Dotter, Dolomiten, Donnerstag, Donnerwetter, deuten, Diabetiker, Dienstag, Diktat, Dahlienbeet, Datum, Dativ, Dattel, Daunenbett

Tatendrang, Trockendock, Topfdeckel, Tanzdiele, Tannenduft, Tabaksdose, Tortenboden, Tapetenkleister, Lettland, Tischtennisturnier, Tendenz, Damentasche, Tandem

7.10 Lautbildung zweite Artikulationszone: Plosive /t/, /d/

Übung 2: Sätze

Sprechen Sie die Sätze langsam und deutlich, betonen Sie dabei das /t/ und das /d/.

- Plattdeutsch ist ein norddeutscher Dialekt.
- Jeder Topf findet seinen Deckel.
- Den Teufel an die Wand malen.
- Vom Hundertsten ins Tausendste kommen
- Du darfst dich bedanken!
- Denkst du, dass du da drüber baden darfst?
- Der Hund drehte sich zu dem Dieb um.
- David druckte die Rede dann endlich aus.
- Der Anstreicher übertünchte die feuchten Wände.
- Deine Tante liest Dantes Göttliche Komödie dilettantisch vor.
- Es scheint, dass dir die Tiere mehr bedeuten als die dich umgebenden Menschen.
- Er sagte uns die Daten, an denen die tollen Taten sich ereignet hatten.
- Das Pferd trabte an und nahm spielend beide Hürden.
- Dorothea isst leidenschaftlich gern getrocknete Datteln.
- Tausend Tonnen Getreide können die Not nicht lindern.
- Die Treibjagd ging durch Feld und Wald, während die Hunde die Tiere vor sich hertrieben.
- Auf dem Tanzboden tobten und bebten die Tänzer voller Ekstase.
- Tritte gegen das Tor halfen nicht, das Tor hielt dem Andrang stand.
- Jeden Tag eine gute Tat.
- Ein Diabetiker sollte täglich die Daten seiner Zuckermessung eintragen, um seinen Diabetes gut zu dokumentieren.

7.11 Lautbildung zweite Artikulationszone: Frikative /s/, /ss/, /sch/

Übung 1: Wörter

Sprechen Sie die Wörter langsam und deutlich. Denken Sie an den Unterschied zwischen stimmhaftem /s/ und stimmlosem /ss/.

BEISPIELE

Sonne, Seele, Sieb, Suhlen, Seife, Säufer, Sause, Salto, Senf, Siege, Sucht, Seuche, Salbe, Sahne, Sonne, Seele, Sieb, Suhlen, Seife

BEISPIELE

Geisel, Hausen, Hasen, Nase, Fusel, Riese, Wiesen, Pose, Weise, Rose, Rasen

BEISPIELE

Geißel, außen, hassen, Nass, Fussel, Risse, Wissen, Posse, weiße, Rosse, Rassen, muss, fassen, Kloß, Stoß, Fass, gießen, flüstern, wispern, Kosten

BEISPIELE

Meistersinger, Tausendsassa, Rosenstrauß, Polstersitz, Samenkapsel, Sardellenpaste, Sarkasmus, Sehenswürdigkeit, Semester, Silvester, Siegessäule, Meeressand, Schmetterlingssammlung, Kreissäge, Landessitte, Gusseisen

7

BEISPIELE

Schale, schenken, Schinken, schonen, Scholle, Schule, Scheibe, Schauer, Scheune, Schnabel, Schnee, schließen, Schloss, Schnute, Schneise, Schraube, Schläue, Schleppe, Schleuse, Schnaps, Schnupfen, Schnösel, Schwalbe, Schwund, Schwimmer, Schwindel, Schwüle, Schwips, Schweiz
Stab, Stecken, Stiel, Stock, Stute, Stau, Stein, Steuer, Stolz, Stand, Stöpsel, Stups
Spalt, Spiel, Specht, Spind, Spott, Spuk, Speichel, Spüle, Spatz

BEISPIELE

Asche, Esche, mischen, Muschel, Brosche, Fleisch, Ausschau, Geschichte

BEISPIELE

Eisschrank, Ausschnitt, Schießschanze, Aussprache, Nussschale, Schwarzsehen, Meeresspiegel, Schweißspur, Landessprache, Hausschuhe, Hausschlüssel, Schulschiff, Schweinefleisch, Geschirrspülmaschine, Recherche, Schlittschuhe

Wenn /sch/ auf /s/ oder /ss/ trifft, dann muss man kurz im Wort absetzen, um dann wieder neu anzufangen.

7.11 Lautbildung zweite Artikulationszone: Frikative /s/, /ss/, /sch/

Übung 2: Phrasen und Sätze

Sprechen Sie die Sätze und Phrasen überdeutlich, denken Sie an die korrekte Artikulation der Zischlaute.

- In Saus und Braus leben
- Seite an Seite
- Samt und Seide
- Ein Buch mit sieben Siegeln
- Sie sind ein Leib und eine Seele
- Die Weisheit dieser Waise ist erstaunlich.
- Susanne aus Sachsen spielt Saxophon.
- Lerne was, so kannst Du was!
- Ein gutes Gewissen ist ein sanftes Ruhekissen.
- In den sauren Apfel beißen
- Seinen Senf dazugeben
- Wo Sechse essen, spürt man den Siebenten nicht.
- Wenn zwei dasselbe tun, so ist es nicht dasselbe.
- Sein oder Nichtsein – das ist hier die Frage!
- Die Kinder spielten in ihren Skianzügen im Schnee.
- Sie räumten den Schnee mit Schaufeln, Schippen und Schiebern.
- Sonnenschein verschönt die Landschaft.
- Rascher Entschluss, bester Entschluss!
- Die Kenntnis von Stenografie und Maschineschreiben war früher sicherlich Voraussetzung für eine Stellung im Sekretariat.
- Das Zwitschern und Kreischen der Rauchschwalben störte schrecklich.
- Den Studenten wird vom Staat das Studium durch Stipendien erleichtert.
- Diese Statue entstand vor über siebenhundert Jahren im griechischen Stil.

7.12 Lautbildung zweite Artikulationszone: Affrikaten /ts/, /z/ – Wörter und Sätze

Sprechen Sie langsam und deutlich.

BEISPIELE

Zahl, Zeh, Ziege, Zuber, Zofe, Zögling, Zügel, Zaun, Zeiger, Zäune

BEISPIELE

Katze, kitzeln, Ketzer, schätzen, Kotze, Nutzen, Flöze, Pilze, Walzer, Hölzer, Tanzen, Spelzen

BEISPIELE

Platz, Geiz, Pils, Pelz, Kauz, Putz, Kreuz, Schatz, Klotz, Sturz, Schmerz

BEISPIELE

Zaunstreicher, Zarensturz, Zweiggeschäftsstelle, Zinnober, Provinzzauberer, Zollzeichen, Kranzbinder, Exzellenz, Narzisse, Lakritze, Katzengezeter

- Zaum und Zügel
- Zieh dich zackig an!
- Der Schatzgräber soll den Schatz zurückgeben.
- Die Prinzessin zeigt ihrem Volk ihre Zuneigung.
- Der zuckende Blitz zerfetze die riesige Zeder.
- Es wird an der erzieherischen Wirkung des Zwangs gezweifelt.
- Zwingli war in der Schweiz ein zankeslustiger Reformator.
- Der Zaunkönig ist ein winziger Vogel und ganz zierlich.
- Ohne zu zögern essen sie ein paar Dutzend Krebse mit ihren Krebszangen.
- Es wird ein Schatz aus dem Zauberwald gezogen, der ziemlich groß ist.
- Deine Witze sind leider nur unzureichend witzig, sie wirken mehr zufällig als in deinem Geist herangezogen.
- Der Prinz und seine Prinzessin ziehen am herzoglichen Schloss zügig vorbei.
- Es gab zwei Szenen in diesem Stück von Zweig, welche zeitlos wirkten.
- Die Ziege bekam Zwillinge und zog mit ihnen zeitig davon.
- Die Zuschauer zeigten der Diva ihre zahlreiche Zuneigung.
- Ein Ostfriesentee wird mit Zitrone und Zucker zubereitet.

7.13 Lautbildung zweite Artikulationszone: Affrikaten /tsch/, /dsch/ – Wörter und Sätze

Sprechen Sie langsam und deutlich.

BEISPIELE

Matsch, Quatsch, Ratsch, Zwetschge, Quetschen, Quietschen, Klatschen, Klitsche, Kitsch, Rutsche, Futsch, Putsch, Deutsch, Tratsch

BEISPIELE

Dolmetscher, Tollpatsch, Tschad, Tschüss, Datsche, Kutsche, Latsche, Patsche, Ketchup, Kitschig, Bratsche, Borscht, Borretsch

BEISPIELE

Jet, Dschunke, Dschibuti, Dschungel, Dschihadist, Dschihad, Gin, Loggia, Fidschi

- Bei dem Fußballmatch wird laut geklatscht.
- In dem Ramschladen ist viel Kitsch dabei.
- Die tschetschenischen Kinder machen viel Quatsch.
- Die Gin-trinkende Frau in der Dschunke fährt durch den Dschungel.
- In der Loggia wachsen Zwetschgen.
- Die Dschihadisten planen einen Putsch.
- Der Dolmetscher ist ein großer Tollpatsch.
- Ketchup passt nicht zum Borscht.
- Mit der Ratsche kann man feste Schrauben lösen.

Die Lautkombination /d/ plus /sch/ findet man im Deutschen nur bei Fremd- und Lehnwörtern.

7.14 Lautbildung zweite Artikulationszone: Nasal /n/, /dsch/ – Wörter, Phrasen und Sätze

Sprechen Sie langsam und deutlich.

BEISPIELE

Nase, Neffe, Niesel, Nobel, Nut, Nöte, Neid, Neu, Not, Nudel, Nadel, Nebel, Niete, Nest, Nische, Nuss

BEISPIELE

Anne, Henne, Biene, Beine, Laune, Leine, Tanne, Tonne, Tenne, Tinte, Lehne, Linie, Löhne, Sonne, Sauna, Zäune, Scheune

BEISPIELE

Mann, Wien, gern, Kinn, Mohn, Bein, Braun, Zorn, Zaun, Bahn, Stirn, Köln, Föhn, Schein, Stein, Stern

- Nie und nimmer!
- Niemals nehme ich die Niete an.
- Neulich kamen neue Nachbarn und nisteten sich nebenan ein.
- Wenn die Nachtigall singt, ist die Nacht nicht ganz vorbei.
- Neulich nächtigte Niklas bei seiner neuen Freundin.
- Wenn die Nilpferde zu nah an dich herankommen, kann es nicht nur ungemütlich werden.
- Bei Neumond singen die Nachtigallen besonders lang und schön.
- Im November herrscht ständig Nebel in den Niederungen.
- Der Notar beurkundet den Kauf des neues Hauses von Nils und Tanja.
- Nomaden wandern bei Nacht und Nebel durch den dunklen Wald.
- Niemand kann Hermann davon abhalten, den niegel-nagel-neuen Range Rover an seinen Neffen zu verkaufen.
- In der Sauna aalen sich die Nackten und unbekleideten Nudisten.
- Grüne Bohnen sind ein gesundes Gemüse.
- Nieten und Noppen an der Lederjacke lassen auf einen notorischen Motorradfan schließen.
- Der Gewinn aus der Nationallotterie war nur gering und nicht der Rede wert.
- Die Scheine aus der Bank waren nicht mehr ganz neu.

7.15 Lautbildung zweite Artikulationszone: Lateral /l/ – Wörter, Phrasen und Sätze

Sprechen Sie langsam und deutlich.

BEISPIELE

Lamm, Lehm, lieb, Lift, Lob, Luft, läuft, Leib, Lama, Löwe, Lilie, Laube, Leute, leise, Lunte, Löhne

BEISPIELE

Stahl, Stall, Stiel, still, schnell, Stuhl, Wohl, Beil, faul, Mahl, Mehl, Pudel, Spiel, Saal, Seil, Tüll

BEISPIELE

Schale, Stehlen, Pille, Schule, Wollen, Palme, Seele, Stille, Hölle, heilen

BEISPIELE

Lodenmantel, Luftballon, Lottospiel, Lösegeld, Lebensstil, Lehnstuhl, Leuchtglobus, Liebstöckel, Lageplatz, Lavendel, Laubabfall, Lausebengel

BEISPIELE

Doppelleben, Stillleben, Mittellinie, Landschullehrer

- Leib und Leben
- Lila blüht ein Blümelein
- Je länger, je lieber
- Ludwig lässt die Kegel durch die Luft fliegen.
- Helga erzählte den Enkeln alte Legende und Lügengeschichten.
- Die Alpenvereinsmitglieder versammelten sich auf der Alm.
- Beim Volleyball verliert die Mannschaft von Holger regelmäßig.
- Lachsfilet ist ein allseits beliebtes Fischgericht auf dem Lande.
- In Hollen lieben die Leute ihren Labskaus, in St. Gallen ihren Leberkäs.
- Am Polterabend lagen überall zerbrochene Teller im Festsaal.
- Fulda liegt an der Rhön, Halle an der Saale.
- Durch den Saal gellte ein schallendes Gelächter.

- Klara holte sich Kleidung zum Wechseln, da ihre Klamotten im Nebel klamm geworden waren.
- In dem alten Opel funktionierten noch das Blinklicht, die Warnleuchte und der Keilriemen.
- In dem Labyrinth der Liebe verirren sich immer viele verliebte Seelen.
- Da lauern seltsame Gestalten im Dunkeln unter der Laterne.

Das /l/ ist ein Engelaut, bei der sich die Zungenspitze am Zahndamm hält und die Luft seitlich entweicht.

7.16 Lautbildung dritte Artikulationszone: Plosive /k/, /g/, Affrikat /kw/

Übung 1: Wörter

Sprechen Sie langsam und deutlich.

- Guss – Kuss
- Gunst – Kunst
- Gurt – Kurt
- Gold – Colt
- gönnen – können
- Gäule – Keule
- gerben – Kerben
- Gasse – Kasse
- Gabe – Kappe
- Garten – Karten
- Geifer – Keifer
- gern – Kern
- geck – keck
- gleiten – kleiden
- Gipfel – Kipfel
- Glätte – Klette
- Glauben – klauben
- Gnade – Knabe
- Gerte – Kehrte
- Greis – Kreis
- Graus – kraus
- Grippe – Krippe
- Grenze – Kränze
- Egge – Ecke
- pflügen – pflücken
- Krüge – Krücke
- Rügen – Rücken
- Lage – Lake
- fliegen – flicken
- Regen – recken
- Plagen – placken
- wiegen – Wicken
- Lüge – Lücke
- Bogen – Bocken
- Pflege – Flecke
- Ziege – Zicke
- nagen – Nack

BEISPIELE

Gießkanne, Güterzug, Gedenken, Gegacker, Gehsteig, Geklimper, gackern, gucken, Gurke, Gockel, Gottesacker, Goldküste, Gutmütigkeit
Glaubensbekenntnis, Kettenglied, Klettergerüst, Kurzgeschichte, Klimaanlage, Kaugummi, Kundenkartei, Papageienkäfig, Kindergarten, Kaufladen, Gänseklein, Kalkgemisch

BEISPIELE

Stückchen, Schlückchen, Söckchen, Löckchen, Glöckchen, Flöckchen, Röckchen, Deckchen, Fleckchen, Säckchen, Päckchen, Eckchen

BEISPIELE

Quark, Quadrant, Quader, Quotient, Quitte, quer, quetschen, quatschen, Qualle, Quarantäne, Quelle

7.16 Lautbildung dritte Artikulationszone: Plosive /k/, /g/, Affrikat /kw/

Übung 2: Phrasen und Sätze

Sprechen Sie langsam und deutlich.

- Geld auf die hohe Kante legen.
- Sich nicht in die Karten gucken lassen.
- Es steckt noch in den Kinderschuhen.
- Gestern grüßte Gerda Gustav in seinem Garten.
- In der Kleinstadt bekriegen sich die kleinen Kinder, sie nennen sich Knöpfe.
- In meinen Garten wachsen Klatschmohn, Kreuzkraut und Brunnenkresse, außerdem Gladiolen, Geranien und Gerbera.
- Der Klang der großen Kirchenglocke ist ganz wunderbar.
- Klaus und Knut bekommen meistens keine guten Zeugnisse.
- In der Toskana glühen die Berge gelegentlich vom Ginster.
- Die Kellnerinnen in der Kellerkneipe bekommen weniger Trinkgeld als die Kellner in der Gassenbar.
- Die Handwerker gehen regelmäßig in den Kegelclub.
- Der Großglockner ist ein hoher Gipfel, den man zu Fuß oder mit der Bergbahn erklimmen kann.
- Da stehen drei große Kängurus im Garten und im kleinen Bach schwimmt ein kleines Krokodil.
- Die ganze Quarantäne geht mir auf den Wecker.
- Quarkknödel mit Quittengelee liegen mir quer im Magen.
- Das kristallklare Wasser entspringt einer Quelle hoch am Berg.
- Das Gequieke und Gemeckere geht Klara auf den Keks.
- Quentin mag kein Gequassel.
- Am Kirchenfest wird die Gulaschkanone angeworfen.
- Deine Gesangskunst lässt dich arm wie eine Kirchenmaus werden.
- Gymnastik und Bewegung sind gut gegen koronare Herzkrankheiten.

7.17 Lautbildung dritte Artikulationszone: Frikative /ch_1/, /ch_2/

Übung 1: Wörter

Sprechen Sie die Wörter langsam und deutlich.

- Buch – Bücher
- Tuch – Tücher
- Spruch – Sprüche
- Bruch – Brüche
- Loch – Löcher
- Koch – Köche
- Gemach – Gemächer
- Bach – Bäche
- Fach – Fächer
- Schlauch – Schläuche
- Brauch – Bräuche
- Strauch – Sträucher
- Spruch – sprich
- Bruch – brich
- doch – dich
- docht – dicht
- focht – ficht
- stach – Stich
- ach – ich
- lacht – Licht
- braucht – bricht
- wacht – Wicht
- sacht – Sicht
- Nacht – nicht
- Sucht – Sicht
- Schlacht – Schlicht

BEISPIELE

Nacht, Wacht, lacht, sacht, Recht, Hecht, Knecht, Sicht, bricht, Licht, Wucht, Bucht, Docht, kocht, locht, raucht, braucht

Nachricht, Lichtdocht, Buchzeichen, Kuchenblech, Leichenwache, Hochschulnachrichten, Dichtersprache, Kirchdach, Pachtrecht

Wuchtig, sachlich, stachlig, rachsüchtig, sprachrichtig

BEISPIELE

fürchten, hindurch, Zwerchfell, Forchheim, Arche, Archiv, Architekt, Morchel, Schnorchel, schnarchen, Orchidee, Lerche, Störche, Herrchen, Pärchen, Weilchen, Paulchen, Teilchen, Stühlchen, Ställchen, rauchen, brauchen, lochen, unterjochen, keuchen, reichen

BEISPIELE

Horch, Storch, Lurch, Pferch, Monarch, Molch, Dolch, Joch, Loch, Koch, Elch, welch, Kelch, Milch, Strolch, Rauch, Bauch, Lauch, Buch, Fluch, Reich

7.17 Lautbildung dritte Artikulationszone: Frikative /ch_1/, /ch_2/

Übung 2: Phrasen und Sätze

Sprechen Sie langsam und deutlich.

- Ach, Du meine Güte!
- Schach matt!
- Das doppelte Lottchen!
- Du hast ihn windelweich gekocht!
- Wächter und Wächterinnen!
- Dichter und Denker!
- Der Wachturm ist eine christliche Zeitschrift, die vorsichtig verteilt wird.
- Der Machthaber lernte den Angreifern vom Wachturm aus das Fürchten.
- Welch verächtliches nächtliches Treiben brachte die Machthaber dazu, sich in die Schlacht zu begeben und nicht an den Verhandlungstisch?
- Orchideen sind prachtvolle Pflanzen, wenn sie ihre richtigen Blüten zeigen.
- Die Nachrichten reichten bis ins letzte Stückchen Land der Gemeinde.
- Der Leichenbeschauer mochte keine Zuschauer.
- Mechthild war ein tüchtiges Mädchen.
- Der Rochen ist ein mächtig beeindruckendes Meerestier, welches selten zu sehen ist.
- In Norwegen sieht man die Elche hinter der Kirche.
- Mit alten Bäumen wie Eichen sollte man achtsam umgehen.
- Die Achten sind die Zahlen der Nacht und der Unendlichkeit.
- Rochus sann auf Rache, nachdem er die Macht an den Monarchen verlor.

Im Deutschen gibt es den Unterschied zwischen dem ich- und dem ach-Laut. Der ach-Laut wird weiter hinten im Rachen gesprochen.

7.18 Lautbildung dritte Artikulationszone: Gleitlaut /j/ – Wörter und Sätze

Sprechen Sie langsam und deutlich.

BEISPIELE

Jammer, jagen, Jenseits, Jod, Jute, Jiepen, Yacht, Jakob, Johann, Jauche, Joch, Jojo, Josef, Yak, Jurte, Junge, jubeln, Jäger, jodeln, Juli, Jakutsien, Jura, Jurist, Juristerei

BEISPIELE

Boje, Banjo, bejagen, bejahen, Kajak, Kajüte, Koyote, Majoran, Mallorca („Majorca"), Bejammern, Troja

- Die Jäger jagen den Yak in Richtung Jurte.
- Auf einem Kajak gibt es keine Kajüte, das ist jammerschade.
- Die Jungen jodeln im Juli zur Johannisnacht.
- Zu jeder Jahreszeit bejammern die Anwohner die Jauche auf den Feldern.
- Koyoten sind Aasfressen, deshalb werden sie nie gejagt.
- Hast Du jemals daran gedacht, Joghurt nicht zu kühlen?
- Die Jediritter sind Teil einer beliebten Sage.
- Es gibt „Ja"-Sager und es gibt „Jein"-Sager.
- Jakob spielte Banjo und wurde bejubelt.
- In Japan blühen im Juni die Junipern und die Johannisbeeren.
- Eine Jagdwurst kann man nicht jagen, die ist für den Jagdhund gedacht.
- Jodeln und Jubeln und Jauchzen sind Ausrufe von Fröhlichkeit.
- Für das Tzaziki braucht man Majoran und Joghurt.
- Der Winterjasmin blüht zu jeder Jahreszeit, nicht nur im Juli.
- Johanna beendete ihr Jurastudium in Jena im Juli des vorangegangenen Jahres.

Das /j/ zählt wie das /w/ zu den Gleitlauten, d.h. beide sind stimmhaft und die Luft gleitet förmlich dahin.

7.19 Lautbildung dritte Artikulationszone: Vibrant /R/ – Wörter, Phrasen und Sätze

Sprechen Sie langsam und deutlich.

BEISPIELE

Rad, Rabe, Rebe, Riese, Rinde, Rolle, Runde, Römer, Rüge, Raum, räumen, Reise, Radio, Regal, Ritus, Roman, Rudel, Reigen, Rheuma, Rüssel

BEISPIELE

Ware, knarren, Peru, Gera, Niere, Pirat, Büro, Paris, Moral, Koralle, Lehrerin, Gerät, Karo, Fuhre, Florenz, Giraffe

BEISPIELE

Brummer, Flimmer, Lämmer, Hafer, Leser, Banner, Keller, Bruder, Plunder, Vater, Otter, Schwester, weiter, lauter, heiter, Kummer, Messer, lieber

- Ross und Reiter
- Schrot und Korn
- Ritter und Räuber
- Durch eine rosarote Brille betrachten
- Kraut und Rüben
- Wer andern eine Grube gräbt, fällt selbst hinein
- Guter Rat ist teuer
- Roland, der Riese, steht am Rathaus zu Bremen.
- Rudi hielt am Gründonnerstag eine großartige Rede.
- Der Regenwurm kriecht über die Straße.
- Curry ist eine interessante Mischung aus orientalischen Gewürzen.
- Die Reporter ohne Grenzen rufen nach Pressefreiheit.
- Ritter Rost ist ein recht beliebtes Kinderbuch.

- Jeden Freitag bringt ein russischer Briefträger die Post.
- Die Fahrräder werden immer teurer.
- Die Bären brummen, wenn es ihnen richtig gut geht.
- Die riesige Wasserrutsche ist die Attraktion auf dem Rummel.
- Rainer trank ein Getränk aus grünen Gurken und geraspeltem Sellerie.

Im Süden werden Sie eher ein mit der Zunge gerolltes /r/ sprechen, im Norden eher ein Rachen-R oder das gerollte Zäpfchen-R. Egal, Hauptsache, der Laut klingt sauber.

7.20 Verflixte Wörter

Hier können Sie Ihr bisher Gelerntes auf Wortebene umsetzen. Viel Spaß beim Artikulieren.

- Milchmischgetränk
- Glockengeläute
- Klaviergeklimper
- Gesellschaftsanzug
- Hauptgeschäftsstraße
- Geschäftsschluss
- Preisüberprüfung
- Rosshaarmatratze
- Tellergeklapper
- Wohlfahrtsstaat
- Verkehrsausstellung
- Erwerbstätigkeit
- Arbeitslosigkeit
- Gehaltsaufbesserung
- Haftpflichtversicherung
- Zugspitzbahn
- Zukunftsaussicht
- Einkaufszentrum
- Betriebsausflug
- Verbesserungsvorschlag
- Verantwortungsbewusstsein
- Großgrundbesitzer
- Schnellzugzuschlag
- Ausgangspunkt
- Teilzeitbeschäftigung
- Organisationsberatung
- Fernunterrichtslehrgang
- Maschinenkonstrukteur
- Trotzreaktion
- Arztschild
- Tintenklecks
- Werkstattlärm
- Glockenklöppel
- Flaschenpfand
- Klingelknopf
- Schneegestöber
- Wirtschaftswunder
- Kürschnerwerkstatt
- Mietskaserne
- Kunstharzschicht
- Kugelschreiber
- Silberpappel
- Windschutzscheibe
- Fruchtsaftgetränk
- Zickzackblitze
- Bergwerksunglück
- Fastnachtsmaske
- Kinkerlitzchen
- Scheibenwischer
- Wagenwäscher
- Elektrizitätsgesellschaft
- Inszenierung
- Berufsgenossenschaft
- Fachhochschulreife
- Regisseur
- Angestelltenversicherung
- Zwetschgendatschi
- Edelsteinschleifer
- Kreuzschlitzschraubenzieher
- Bananenplantage
- Westfälische Zeitung
- Kirschgeistbrennerei
- Krankenhaustagegeld
- Zertifizierung
- Heizkörpermontage
- Bezirksschornsteinfeger

- Antarktisexpedition
- Überbrückungsgeld
- Geburtsurkunde
- Rostschutzmittel
- Touristenattraktion
- Reiserücktrittversicherung
- Muskelkontraktionen
- Muskatnussmühle
- Schlingentischtest
- Quantenmechanik
- Philosophie
- Hygieneartikel
- Sonnenschutzcreme
- Durchschnittswert
- Individualität
- Konstruktionsbüro
- Infektionsschutzgesetz
- Koalitionsverhandlung
- Mutterschutzzeit
- Appetitzügler
- Kriegserklärung
- Fischauktion
- Pilzsucher
- Hallenhandballpokal
- Lichterketten
- Goldschmiedekunst
- Bananenplantage
- Lottohauptgewinn
- Pferdekutscher
- Donaudelta
- Kaulquappe
- Zweiggeschäftsstelle
- Rationalisierung
- Notstandsgesetze
- EU-Kommission
- Bundesversammlung
- Sprechstundenhilfe
- Hygieneartikel
- Betriebsratsvorsitzender
- Antarktisexpedition
- Kassenarztzulassungsantrag
- Maximalversorger
- Impfpflicht
- Diskusssionsteilnehmer
- Referenzen
- Prüfungsunterlagen
- Anlagestrategie
- Supervision
- Krankenhaustagegeld
- Appendektomie
- Heuschreckenalarm
- Rhinozeros
- Zebrafinken
- Hochzeitsgäste
- Artikulationsübungen
- Blutdruckmessgerät
- Wahlausschreibung
- Bestattungsinstitut
- Bundesarbeitsagentur
- Fliederbeerensaft
- Krapfenbäckerei
- Karnevalssitzung
- Approbation
- Fleischpflanzerl
- Leuchtturmwärter
- Wolfsrudel
- Elfenbeinschnitzereien
- Konsonantenhäufung
- Schreibmaschinenpapier
- Manuskriptrichtlinie

7

7.21 Zungenbrecher

Keine Sprechübungen ohne Zungenbrecher. Genießen Sie die Lautüberfüllungen.

- Fischers Fritz fischt frische Fische, frische Fische fischt Fischers Fritz.
- Wenn wir wären, wo wir wollten, wer weiß wohl, wie weit weg wir wären.
- Bierbrauer Braun braut braunes Bier, braunes Bier braut Bierbrauer Braun.
- Der Metzger wetzt sein Metzgermesser, sein Metzgermesser wetzt der Metzger.
- Wegen der Wecken weckt der Wecker den Bäcker.
- Der Whiskymixer mixt den Whisky, den Whisky mixt der Whiskymixer.
- Bald blüht breiblättriger Wegerich, breitblättriger Wegerich blüht bald.
- Blaukraut bleibt Blaukraut und Brautkleid bleibt Brautkleid.
- Tante Trudel trug drei Teebretter, drei Teebretter trug Tante Trudel.
- Der dünne Diener trug die dicke Dame durch den dicken Dreck, da dankte die dicke Dame dem dünnen Diener, dass der dünne Diener die dicke Dame durch den dicken Dreck getragen hat.
- Sieben Schneeschipper schippen sieben Schippen Schnee.
- Rolf und Rudi raten Rätsel richtig.
- Der Zahnarzt zieht zack zack der Zenzi den Zahn mit der Zange.
- Ich hab meinen Lebtag schon so manchen Lebtag erlebt, aber so einen Lebtag, wie ich heut einen Lebtag erlebt hab, hab ich meinen Lebtag noch keinen Lebtag erlebt.
- Der Leutnant von Läuten befahl seinen Leuten, nicht eher zu läuten, bis der Leutnant von Läuten das Läuten seinen Leuten befahl.
- In Ulm und um Ulm und um Ulm herum.
- Der Zweck hat seinen Zweck, den Zweck zu bezwecken; wenn der Zweck seinen Zweck nicht bezweckt, hat der Zweck keinen Zweck.
- Es klapperten die Klapperschlangen, bis ihre Klappern schlapper klangen.
- Die Katze tritt die Treppe krumm, krumm tritt die Katze die Treppe.
- Zwischen zwei Zwetschgenzweigen zwitschern zwei geschwätzige Schwalben.
- Kleine Kinder können keine Kirschkerne knacken.
- Der Cottbuser Postkutscher putzt den Cottbuser Postkutschkasten.
- Ob er aber über Oberammergau oder aber über Unterammergau oder aber überhaupt nicht kommt, ist nicht gewiss.
- Ein plappernder Kaplan klebt Papp-Plakate, Papp-Plakate klebt ein plappernder Kaplan.

7.22 Gedichte

Lesen Sie sich die Gedichte vorher durch und tragen Sie diese dann vor.

„Der Pessimist sieht grau in grau,
das stimmt vielleicht sogar genau.
Der Optimist sagt sich nur schneller:
Wenn ich's bloß feststell' wird's nicht heller.

Der Mensch, weil Einfachheit geniert,
denkt meistens lieber kompliziert,
und Jahre müssen oft vergehen,
bis nichts mehr hindert einzusehen:
Es stellte ihm sich schwierig dar,
was dann im Kern so einfach war.
Natürlich fühlt es sich beschämt,
doch ist kein Grund, dass er sich grämt,
denn Trost dabei bleibt irgendwie:
die meisten lernen es ja nie …

Es ist ein uralter Zopf,
und doch bringt es uns täglich neu zum Stutzen:
Wie wenig Menschen ihren Kopf
Zu seinem eigentlichen Zweck benutzen.
Wenn du dich ärgerst, denn daran:

Der Ärger ist ein blödes Vieh.
Es fängt am falschen Ende an
Und frisst nur dich – den Anlass nie.

Es grämte sich ein Mensch zur Qual:
Er sah die Welt als Jammertal,
bis er erstaunt den Fehler fand:
Es war der Punkt, auf dem er stand.
Er ging nur ein paar Schritte weiter –
Und plötzlich schien sie ihm ganz heiter."
(Karl-Heinz Söhler)

Der frohe Wandersmann (Joseph von Eichendorff)

„Wem Gott will rechte Gunst erweisen,
Den schickt er in die weite Welt;
Dem will er seine Wunder weisen
In Berg und Wald und Strom und Feld.

Die Trägen, die zu Hause liegen,
Erquicket nicth das Morgenrot,
Sie wissen nur von Kinderweigen,
Von Sorgen, Last und Not um Brot.

Die Bächlein von den Bergen springen,
Die Lerchen schwirren hoch vor Lust,
Was sollt ich nicht mit ihnen singen
Aus voller Kehl und frischer Brust?

Den lieben Gott laß ich nur walten;
Der Bächlein, Lerchen, Wald und Feld
Und Erd und Himmel will erhalten,
Hat auch mein Sach aufs best bestellt!"

7.23 Texte

Übung 1

Lesen Sie den Sachtext langsam und deutlich vor. Denken Sie an die Artikulation und die Betonung.

Die Corona Pandemie

Im Januar 2020 erreichte das Coronavirus Sars-Cov-2 Deutschland. Ein Mitarbeiter einer Firma in Bayern hatte sich bei einer chinesischen Kollegin angesteckt. Gleichzeitig ereigneten sich viele Infektionen während der Skisaison im österreichischem Skiort Ischgl im Februar. Von dort aus gelangte das Virus nach Skandinavien, in die Niederlande, nach Belgien, nach England und auch nach Norddeutschland. Die Ausbreitung des Virus nahm an Fahrt auf und innerhalb weniger Wochen zeigten sich überall auf der ganzen Welt Infektionen mit diesem Virus. Das Sars-Cov-2 Virus gehört zu den Coronaviren, die bereits bekannt sind und seit vielen Jahren erforscht werden. Sie kommen insbesondere bei Fledermäusen vor, weshalb man bei einer Übertragung vom Tier auf den Menschen von einer Zoonose spricht.

Die Pandemie führte zur Entstehung vieler neuer Vokabeln in den deutschen Alltagswortschatz. Zunächst einmal hörte man zum ersten Mal vom Bundesinfektionsschutzgesetz. Jeden Tag wurden die Zahlen zu den Inzidenzen veröffentlicht. Es wurde der R-Wert berechnet, der angab, wie viele Personen von einer anderen Person infiziert werden können. Bereits im März 2020 kam der erste Lockdown, eine temporäre Schließung von öffentlichen Einrichtungen der Kultur, der Gastronomie, des Sports und des Einzelhandels, sofern dieser nicht mit Lebensmitteln und Dingen des täglichen Lebens handelte. In den öffentlichen Verkehrsmitteln, auf öffentlichen Plätzen, in Innenstädten wurde die Maskenpflicht eingeführt. Jeder Bürger und jede Bürgerin war verpflichtet, einen Mund-Nasen-Schutz zu tragen. Hinzu kam eine Testpflicht, für die Testverfahren entwickelt wurden, sogenannte PCR-Tests oder Antigentests. Diese dienten dazu, rechtzeitig infizierte Personen zu erkennen und in Quaratäne zu schicken. Deren Kontaktpersonen mussten in die häusliche Isolation.

Im Verlauf der Pandemie kam es zu mehreren Wellen der Ausbreitung des Virus, welches mehrere Mutationen durchlief. Dabei wurden die Maßnahmen immer wieder verschärft. Abstands- und Hygieneregeln wurden Teil des Alltags. Der Pharmaindustrie gelang es innerhalb weniger Monate Impfstoffe gegen das Coronavirus zu entwickeln. Im Zuge dessen kam es vermehrt zu Impfdebatten zwischen Impfpflichtbefürwortern und Impfpflichtgegnern. In Deutschland entwickelte sich eine Szene, die sich Querdenker nannte und gegen die Coronamaßnahmen auf die Straße ging.

Die Pandemie dauerte gute zwei Jahre, bevor sich das Virus abschwächte und die Lage von pandemisch auf endemisch herabgestuft wurde. Die Bürgerinnen und Bürger freuten sich über die Lockerungen und die Rückkehr in einen Alltag ohne Masken- und Testpflicht.

7.23 Texte

Übung 2

Dies ist ein Märchen der Gebrüder Grimm. Hier können sie Artikulation, Betonung und Stimme üben.

Das Dietmarsische Lügenmärchen (Gebrüder Grimm)

Ich will euch etwas erzählen. Ich sah zwei gebratene Hühner fliegen, flogen schnell und hatten die Bäuche gen Himmel gekehrt, die Rücken nach der Hölle, und ein Amboß und ein Mühlstein schwammen über den Rhein, fein langsam und leise, und ein Frosch saß und fraß eine Pflugschar zu Pfingsten auf dem Eis. Da waren drei Kerle, wollten einen Hasen fangen, gingen auf Krücken und Stelzen, der eine war taub, der zweite blind, der dritte stumm und der vierte konnte keinen Fuß rühren. Wollt ihr wissen, wie das geschah? Der Blinde, der sah zuerst den Hasen über Feld traben, der Stumme rief dem Lahmen zu, und der Lahme faßte ihn beim Kragen. Etliche, die wollten zu Land segeln und spannten die Segel im Wind und schifften über große Äcker hin: da segelten sie über einen hohen Berg, da mußten sie elendig ersaufen. Ein Krebs jagte einen Hasen in die Flucht, und hoch auf dem Dach lag eine Kuh, die war hinaufgestiegen. In dem Lande sind die Fliegen so groß als hier die Ziegen. Mache das Fenster auf, damit die Lügen hinausfliegen.

KAPITEL

8 Prosodie – Sprechtempo, Betonung und Redefluss

8.1 Zielsetzung

Die Prosodie umfasst das Sprechtempo, die Betonung und den Redefluss. Mit der Prosodie vermitteln wir beim Sprechen, was wichtig und was weniger wichtig ist. Die Prosodie einer Aussage lässt uns erkennen, ob eine Frage, eine Behauptung oder eine Aufforderung geäußert wurde. Die Prosodie ist sozusagen die Kleidung und das Accessoire des Sprechens. Wenn jemand mit viel Betonung spricht, seine Stimme gut modulieren kann, flüssig und ohne Pausen spricht, dann hören wir ihm gerne zu. Umgekehrt sind wir weniger aufmerksam, wenn jemand eher langsam spricht, sehr viele Pausen macht oder viele Füllwörter wie „ähm" benutzt. Wenn er eher monoton und in gleichbleibender Stimm- und Lautstärke spricht. Wo die Stimme und die Resonanz den Klang ausmachen, die Artikulation die Deutlichkeit und Verständlichkeit, so sorgt die Prosodie dafür, dass wir zum einen gerne zuhören, zum anderen auch inhaltlich verstehen, worum es geht. In einer Vorlesung, in der Schule oder auch bei den Nachrichten im Fernsehen und Radio ist es wichtig, dass wir den Inhalt verstehen und folgen können. Je nach Betonung kann eine Aussage auch unterschiedliche Wirkungen und Gewichtungen haben. Die Aussage „Heute ist ein schöner Tag" kann zunächst einmal nur das heißen, nämlich dass der heutige Tag ein schöner ist. Wenn ich aber das „Heute" betone, dann meine ich, dass die anderen Tage nicht so schön waren. Wenn ich das „Schöner" betone, dann meine ich, dass dieser Tag besonders schön ist. Und wenn ich daraus eine Frage mache, wie z. B. „Heute ist ein schöner Tag?", dann bin ich vielleicht skeptisch und finde den Tag gar nicht schön.

Mit den folgenden Übungen soll zum einen die Wort- (➤ Kap. 8.5), die Satz- (➤ Kap. 8.6) und die Betonung im Text beübt (➤ Kap. 8.7; ➤ Kap. 8.8), zum anderen auf das Sprechtempo eingegangen werden. In vielen schweren Ausprägungen der Dysarthrie ist es reduziert, d. h. die Sprechweise wirkt schwerfällig, die Steuerung der Artikulation verhindert ein schnelleres Sprechen bei oft guter Verständlichkeit. Das lässt sich nur schwer beüben. Die Übungen sind daher für die Dysarthrieformen, z. B. bei Morbus Parkinson oder verschiedenen Ataxien, bei denen das Sprechtempo häufig erhöht ist. Hier sollten die Betroffenen gebremst werden, damit die Verständlichkeit erhalten bleibt (➤ Kap. 8.3). In ➤ Kap. 8.4 finden sich Übungen, um den Redefluss zu verbessern.

Ziele der Übungen zur Prosodie sind:

1. Klare Akzentsetzung zum besseren Verständnis des Inhalts
2. Klare Stimmmodulation bei Fragen und Aussagesätzen
3. Angemessenes Sprechtempo
4. Angemessene Pausensetzung und Phrasenlänge
5. Ausdruck von Emotionen
6. Insgesamt Verbesserung der Verständlichkeit und der Natürlichkeit des Sprechens

8.2 Prosodie – kurz erklärt

Die Prosodie enthält die suprasegmentalen Merkmale des Sprechens. Damit sind der Wortakzent, die Satzmelodie und das Sprechtempo gemeint. Der Wortakzent ist ein wesentliches Merkmal jeder Sprache. Bei den germanischen Sprachen z. B. ist der Wortakzent immer auf der zweitletzten Silbe, d. h. bei zweisilbigen Wörtern wie Hose, Nase, Auto, Handy setzen wir den Akzent auf den Anfang des Wortes: Hóse, Náse, Áuto, Hándy. Bei dreisilbigen deutschen Wörtern sprechen wir: Banáne, Rakéte, Tapéte, Melóne etc. Handelt es sich aber um Wörter, die aus anderen Sprachen übernommen wurden oder um Fremdwörter, dann verändert sich der Wortakzent, z. B. Melodíe, Humór, Fantasíe, Philosóph usw. Im Französischen beispielsweise ist der Wortakzent immer auf der letzten Silbe. Der französische Akzent macht sich also bemerkbar, wenn jemand Hosé, Nasé, Autó, Handý sagen würde. Der Wortakzent kann zudem auch die Bedeutung verändern. Wenn ich Wörter, die gleich geschrieben sind, unterschiedlich betone beim Sprechen, ändert sich ihre Bedeutung: z. B. übersétzen vs. ´übersetzen oder das berühmte *Bluméntopférde welches korrekt heißen muss: Blúmentópférde.

Neben der Betonung, die bedeutungsunterscheidend sein kann, umfasst die Prosodie auch die Intonation im Satz, also die Satzmelodie. Wenn ich eine Frage stelle, gehe ich am Ende des Satzes mit der Stimme nach oben. Wenn ich einen Punkt machen will, gehe ich mit der Stimme nach unten. Und wenn ich eine Pause mache, dann halte ich die Stimme in einer Tonhöhe, bevor ich weiterspreche. Fehlen diese Merkmale, ist für den Zuhörer nicht klar, ob eine Aussage getroffen oder eine Frage gestellt wurde. Die Intonation überträgt auch die Stimmung und Meinung des Sprechers. So erkennt man an der Intonation Ironie, Sarkasmus oder Humor.

Des Weiteren sprechen wir mit einem bestimmten Rhythmus, den uns teilweise unsere Sprache vorgibt, den wir aber auch bewusst steuern können, indem wir Pausen machen, mal schneller und mal langsamer sprechen. Der Sprechrhythmus hilft uns dabei, unsere Aussagen inhaltlich zu gliedern. So können wir wichtige von weniger wichtigen Äußerungen absetzen. Auch hier können Pausen bedeutungsunterscheidend wirken. Bei folgendem Satz: „Der Mann beobachtet die Frau mit der Kamera." kann man zwei Bedeutungen herauslesen: Entweder beobachtet der Mann eine Frau, die eine Kamera hat. Oder der Mann hat die Kamera, mit der er die Frau beobachtet. Ersteren Fall würde man sprechen: „Der Mann beobachtet _PAUSE_die Frau mit der Kamera", den zweiten Fall würde man sprechen: „Der Mann beobachtet die Frau_PAUSE_mit der Kamera".

Grundsätzlich gilt für das Sprechtempo, dass es der Verständlichkeit angemessen sein muss. Je schneller wir sprechen, desto unpräziser wird die Artikulation. Sprechen wir langsamer als die Norm, gehen v. a. die Merkmale Betonung und Tonfall verloren, auch wenn die Verständlichkeit womöglich gut ist. So oder so würde die Zuhörer*in ein zu schnelles oder zu langsames Sprechtempo als unnatürlich wahrnehmen.

8

Zu guter Letzt kann man sagen, dass die prosodischen Merkmale beim Sprechen die persönlichen Merkmale des Sprechers oder der Sprecherin ausmachen: Wir erkennen viele uns bekannte Menschen an ihrer Sprechweise und Stimme. Kabarettisten machen sich die Nachahmung der Sprechweise von Politikern für humoristische Zwecke zunutze.

Für Betroffene mit einer Dysarthrie bedeutet dies jedoch im Umkehrschluss, dass sie einen wesentlichen Teil ihrer Persönlichkeit durch die Sprechstörung einbüßen (➤ Kap. 1.2).

8.3 Silbisches Sprechen/Pacing board

Übung 1: Zweisilber

Sprechen Sie die folgenden Wörter langsam und Silbe für Silbe. Sie können auch das Pacing board im Anhang benutzen.

Was-ser	Mas-ke	Fähr-te
Kaf-fee	Ju-ni	Rei-se
Tasch-e	Mäd-chen	Ak-te
Feu-er	Re-gen	Ho-se
Tan-te	Kas-ten	Glau-be
Bau-er	Kar-te	Ma-gen
Lot-se	Fo-to	Kra-gen
Gru-be	Rei-be	Sem-mel
Tau-fe	Lie-be	Kor-ken
Bech-er	Ma-ler	Te-le-fon
Zan-ge	Läu-fer	Ma-ga-zin
Hüt-te	Spie-ler	Scho-ko-la-de
Bi-bel	Wan-ne	Mar-me-la-de
Ses-sel	Mat-te	Mar-ge-ri-ne
	Glo-cke	Pam-pel-mu-se
		Apf-el-si-ne

Beim silbischen Sprechen geht es darum das Sprechtempo zu reduzieren. Indem man – zwar monoton – Silbe für Silbe spricht, ist man förmlich gezwungen, langsamer zu sprechen.

8.3 Silbisches Sprechen/Pacing board

Übung 2: Komposita

Blei-stift	Schrank-wand	Regen-schirm
Wand-uhr	Wand-schrank	Welt-meister-schaft
Ein-baum	Ur-zeit	Fahr-zeug-schein
Mal-stift	Zeit-raum	Licht-bild-abzug
Tür-schloss	Licht-bild	Mobil-telefon
Schloss-hund	Schnell-zug	Ball-sport-arten
Schoß-hund	Zug-fahrt	Kalender-blatt
Tag-traum	Log-buch	Abfall-eimer
Traum-schiff	Buch-band	Korken-zieher
Baum-haus	Schreib-tisch	Nuß-knacker-ballett
Haus-boot	Wal-fisch	Opern-sänger
Boots-haus	Land-strich	Brot-auf-strich
Baum-stamm	Klee-blatt	
Stamm-baum	Blatt-laus	
Tisch-bein	Glas-tür	
Stuhl-bein	Wett-lauf	
Schrank-tür	U-Bahn	

Ein Pacing board ist ein einfaches Hilfsmittel, um das Sprechtempo zu drosseln. Sprechen Sie eine Silbe/Wort bis zum Strich, dann das nächste Wort (➤ Anhang). Alternativ können Sie auch entlang der Fingerknöchel bei geschlossener Hand zählen.

8.3 Silbisches Sprechen/Pacing board

Übung 3: Drei-Wort-Phrasen

Das Kind läuft	Die Frau raucht
Der Junge isst	Der Arzt trinkt
Sport macht fit	Der Wal taucht
Der Tag kommt	Der Schnee taut
Die Nacht geht	Der Fluss steigt
Das Schiff sinkt	Das Haus brennt
Der Wind weht	Das Boot schwankt
Das Tor fällt	Der Hahn kräht
Spaß muss sein	Die Kuh muht
Rot wie Blut	Das Schaf blökt
Der Chef brüllt	Der Bär brüllt
Der Hund bellt	Das Schwein quiekt
Das Kind schreit	Die Maus fiept
BILD ist toll	Die Laus ziept
Die Tür klemmt	Der Floh springt
So geht's nicht	Das Klo stinkt
Das muss sein	Die Katze miaut
Sei jetzt still!	Der Kater kratzt
Mach jetzt Schluss!	Das Baby schreit
Halt still!	Die Mutter schweigt
Bleib doch hier!	Der Vater schläft
Geh' nicht fort!	Der Opa gräbt
Der Mann schläft	Die Oma näht

8.3 Silbisches Sprechen/Pacing board

Übung 4: Vier-Wort-Phrasen

Der Berg ist steil	Soviel Zeit muss sein
Der Weg ist lang	Das Kind ist zu klein
Die Nacht ist kalt	Die Arbeit macht Spaß
Der Wind bläst hart	Das Jahr geht vorbei
Der Baum fällt um	Der Baum ist schon alt
Das Kind hat Angst	Der Ball ist rund
Das Bild hängt schief	Das Tor ist groß
Nachts ist es kalt	Die Spieler sind müde
Das Jahr geht um	Der Pokal ist verloren
Die Zeit läuft schnell	Das Spiel ist aus
Red´ nicht so schnell	Die Lichter gehen aus
Trink´ das jetzt aus	Morgens ist es kalt
Fahr´ nicht so schnell	Nachts friert es im Wald
Der Reifen ist platt	Montags gibt es Eis
Das Auto ist kaputt	Freitags gibt es Fisch
Die Werkstatt hat zu	Der Dichter schreibt viel
Das Taxi ist teuer	Mit Liebe und Gefühl
Die Steuer ist hoch	Mit Lust und Laune
Das Benzin zu teuer	Das Wasser kocht über
Die Politiker reden	Das Essen brennt an
Und machen nichts dagegen	Die Frau wohnt nebenan
Jeden Morgen dasselbe	Darüber wohnt die Tochter
Die Autobahn ist verstopft	Darunter wohnt der Sohn

8.4 Übung zum Redefluss

Lesen Sie diesen Text und die Wörter ganz langsam, ziehen Sie die Vokale und die klingenden Konsonanten in die Länge, so dass das Sprechen zusammenhängend wird.

Während der Fahrt auf der Achterbahn ist das Hinauslehnen, Aufstehen, Schunkeln, Rauchen und Essen strengstens verboten. (Loriot)

Wäääähreennd deeeer Faaaahrt auuuuuuuuuuuuf deeeeeeer Aaaaaaachhhhhhteeeeeeer-baaaaaaahnnnnn iiiiiiiist daaaaaas Hiiiiiiiinauuuuuuuuuusleeeeehnnnnneeeeennnnn, Auuuuuuuu-ufffffffsteeeeeeeeeheeeeeennnnn, Schchchchchchchcuuuuuuuuunnnnnnnkeeeeeeellllllnnnnn, Rrrrrrauuuuuuuucheeeeeeeennnnn uuuuuuunnnnnd Eeeeeeesseeeeeeennnn streeeeeeeeennnngs-teeeeeeeennnnnssss vvvvvveeeeeeeerboooooooteeeeeennnnn.

Karawane – kaaaaaaraaaaawaaaaannnnnneeeee
Schokolade – schschschooooookoooooolllllaaaadeeeee
Guten Morgen – guuuuuuteeeeennnn Mmmmmmoooooorgeeeeeennnn
Auf Wiedersehen – auuuuuuuuf
Wieeeeeeedeeeeerseeeeeheeeennnn
Wie geht es Dir? – wieeeeee geeeeeht eeeeees Diiiiiiiiiir?
Ich möchte keinen Kaffee, danke. – iiiiiiiich möööööööchchchte keieieieieieieineeeeeeen Kaaaaaaffffff-feeeeeee, daaaaaannnnnkkeeeeee

Beim sog. prolongierten Sprechen kommt es zu einer ruhigeren Sprechatmung, einem weichen Stimmeinsatz und einer deutlicheren Artikulation. Dies wird auch in der Stottertherapie genutzt.

8.5 Wortbetonung

Lesen Sie die folgenden Wörter/Wortpaare mit der entsprechenden Betonung. Achtung, der Sinn verändert sich mit dem Wortakzent. Sprechen Sie laut und übertrieben deutlich. Wiederholen Sie jedes Wortpaar _____-mal.

- Ein Siedler – Einsiedler
- Ein Baum – Einbaum
- Ein Haken – einhaken
- Ein Leben – einleben
- Ein Zug – Einzug
- Auf Tischen – auftischen
- Ein Fall – Einfall
- Ein Fluss – Einfluss
- Ein Gang – Eingang
- Ein Blick – Einblick
- Ein Bruch – Einbruch
- Auf Fahrt – Auffahrt
- Auf Druck – Aufdruck
- Auf Bäumen – aufbäumen
- Auf Bügeln – aufbügeln
- Unter Druck – Unterdruck
- Humor – Tumor
- Akzent – Achse
- Fantasie – Fantasia
- Oper – Operette
- Ananas – Banane
- Marihuana – Marienturm
- Marionette – Maskerade
- Karnivoren – Karneval
- Baguette – Bagger
- Kamin – Kammer
- Kaleidoskop- Kalendarium
- Corona – Koronar

8.6 Satzbetonung

Übung 1: Ausrufe

- Setz Dich endlich!
- Sei endlich ruhig!
- Gib´ mir das Buch!
- Sei endlich still!
- Passen Sie doch auf!
- Alles muss ich allein erledigen!
- Jetzt hab dich doch nicht so.
- Diese Hitze macht mich noch wahnsinnig.
- Dies ist der Jahrhundertsommer!
- Dieser blöde Computer stürzt immer ab!
- Reißen Sie sich zusammen!
- Du Depp!
- Lass mich in Ruhe Fußball schauen!
- Das ist doch nicht zu fassen!
- Ich hab´s dir ja gleich gesagt!
- Verdammt noch mal, es reicht!
- Vorsicht! Halte Dich fest!
- Das habe ich nicht getan!
- Überall muss man diese blöden Masken tragen!
- Das ist ja mal eine Überraschung!
- Wie schön, Dich zu sehen!
- Wow, so ein tolles Kleid.
- Das Essen war wirklich lecker!

Bei der Satzbetonung können Sie üben, einzelne Worte und Phrasen hervorzuheben, dadurch verändert sich der Sinn des Gesagten. „Gib **mir** das Buch!" klingt z.B. anders als „Gibt mir **das** Buch!"

8.6 Satzbetonung

Übung 2: Fragen

- Warum willst Du nicht mitkommen?
- Kommt er mit oder bleibt er zuhause?
- Muss ich denn alles allein erledigen?
- Geht Ihr heute Abend in den Biergarten?
- Kann ich hereinkommen?
- Ist das Dein Auto?
- Kommst Du oft hierher?
- Ist das dort drüben Ihre Frau?
- Kannst Du Dich nicht entscheiden?
- Warum bleibst Du nicht zuhause?
- Kommst Du heute Abend zurück?
- Magst Du Fisch?
- Wieviel Liter trinkst Du am Tag?
- Womit willst Du das alles bezahlen?
- Hast Du keine neuen Ideen?
- Wo finde ich denn den Chefarzt hier im Haus?
- Wo geht 's denn hier zum Labor?
- Müssen die ständig streiken?

Denken Sie daran, am Ende einer Frage mit der Stimme nach oben zu gehen.

8.6 Satzbetonung

Übung 3: Aussagen

- Der Mann ging mit seinem Hund im Park spazieren.
- Die Kinder spielen im Garten.
- Ich glaube, Du hast recht.
- Ich bin sauer, weil sie mir schon wieder eine Rechnung geschickt haben.
- Jeden Tag muss ich das gleiche machen.
- Au weia, jetzt ist mir das Glas kaputtgegangen.
- Bei so einer Hitze muss man viel trinken.
- Hermann kauft eine Schachtel Zigaretten.
- Maria hat zwei Romane gelesen.
- Stuttgart ist die Hauptstadt von Schwaben.
- Herr Meier hat seinen Hund einschläfern lassen.
- Friedrich ist nach New York geflogen.
- Die Katze hat den Vogel gefressen.
- Louisa schreibt einen Aufsatz.
- Lene hat Louis gestern geschlagen.
- In dem Garten wächst viel Unkraut und wenig schöne Blumen.
- Am Sonntag ist Bundestagswahl.
- Zur Bundestagswahl treten über 20 verschiedene Parteien an.
- Das war eine wirklich spannende Wahl.
- Im Grunde genommen kennt sich doch niemand so richtig aus.

Stellen Sie Fragen: Wer? Macht was? Wann? und Wo? In der Antwort betonen Sie das Gefragte, z.B.: Die Kinder spielen im Garten. **Wer** spielt im Garten? – **Die Kinder! Wo** spielen die Kinder? – **Im Garten!**

8.6 Satzbetonung

Übung 4: Aussagen mit Vorgabe Emotion

BEISPIEL

Aufgeregt

Ich bin so aufgeregt, weil ich morgen meinen neuen Job anfange.

BEISPIEL

Gelangweilt

Immer das gleiche Programm im Fernsehen, das ist langweilig.

BEISPIEL

Überrascht

Ach wie schön! Du willst mich heute besuchen?

BEISPIEL

Entmutigt

Jetzt habe ich schon 5-mal versucht, bei der Telekom durchzukommen.

BEISPIEL

Traurig

Gestern ist mein geliebter Kater ganz plötzlich gestorben.

BEISPIEL

Ärgerlich

Ich sage ihm jedes Mal, dass er die Türen nicht zuknallen soll, er hört einfach nicht.

BEISPIEL

Fröhlich

Ich habe so gute Laune. Der Typ von nebenan hat mich zum ersten Mal angelächelt.

BEISPIEL

Enttäuscht

Ich wäre so gern mit auf das Fest gegangen, aber mein Chef hat mir nicht freigegeben.

BEISPIEL

Wütend

Jetzt reicht es mir! Immer kommst Du zu spät. Immer müssen wir alle auf Dich warten!

BEISPIEL

Glücklich

Mir geht es richtig gut: Ich habe eine tolle Frau, einen guten Job und ein schönes Haus. Was will man mehr?

8.7 Reime und Sprüche

Übung 1: Werbeslogans

- MAGGI, immer eine gute Suppe
- Willst Du viel, spül mit PRIL
- PERSIL, da weiß man, was man hat
- MON CHERIE, wer kann dazu schon nein sagen
- HARIBO macht Kinder froh und Erwachsene ebenso
- MILKA, die zarteste Versuchung seit es Schokolade gibt
- Katzen würden WHISKAS kaufen
- Wenn einem soviel Gutes wiederfährt, das ist schon einen ASBACH URALT wert
- MEISTER PROPER putzt so sauber, dass man sich drin spiegeln kann
- Hoffentlich ALLIANZ versichert
- Ich will so bleiben wie ich bin – DU DARFST
- SCHWÄBISCH HALL – auf diese Steine können Sie bauen
- Wie das Land, so das JEVER
- Der Tag geht, JOHNNY WALKER kommt
- An meine Haut lasse ich nur Wasser und CD
- VISA, die Freiheit nehm´ ich mir
- KLOSTERFRAU MELISSENGEIST, nie war er so wertvoll wie heute
- Manchmal muss es eben MUMM sein

8.7 Reime und Sprüche

Übung 2: Unsinn-Sprüche

- Nachts ist es kälter als draußen.
- Je später der Abend, desto schöner die Gäste.
- Erstens kommt es anders und zweitens als man denkt.
- Je später der Abend, desto trockener die Reste.
- Der Computer kann alles, aber sonst nichts.
- Der frühe Vogel kann mich mal.
- Lieber locker vom Hocker als hektisch über'n Ecktisch.
- Schokolade ist Gottes Entschuldigung für Brokkoli.
- Sei Du selbst! Alle anderen gibt es schon. (Oscar Wilde)
- Meine Laune ist im Keller. Ich hoffe, sie bringt Wein mit.
- Das Ziel liegt immer am Ende des Weges.
- Ich bin schon wieder völlig untersommert.
- Ich mache nicht Yoga, ich tanze aus der Reihe.
- Ich bin nicht stur, sondern meinungsstabil.
- Paradox ist, wenn sich jemand im Handumdrehen den Fuß bricht.
- Natürlich spreche ich mit mir selbst. Manchmal brauche ich eine kompetente Beratung.
- War kurz davor, Veganer zu werden. Habe aber nochmal Schwein gehabt.

8.8 Betonung im Text

Übung 1: Rede

Bundestagsrede (Loriot)

„Meine Damen und Herren,
Politik bedeutet, und davon sollte man ausgehen, das ist doch – ohne darumherumzureden – in Anbetracht der Situation, in der wir uns befinden. Ich kann meinen politischen Standpunkt in wenige Worte zusammenfassen: Erstens das Selbstverständnis unter der Voraussetzung, zweitens, und das ist es was wir unseren Wählern schuldig sind, drittens, die konzentrierte Be-inhaltung als Kernstück eines zukunftweisenden Parteiprogramms.
Wer hat denn, und das muss vor diesem hohen Haus einmal unmissverständlich ausgesprochen werden. Die wirtschaftliche Entwicklung hat sich in keiner Weise… Das wird auch von meinen Gegnern nicht bestritten, ohne zu verkennen, dass in Brüssel, in London die Ansicht herrscht, die Regierung der Bundesrepublik habe da – und, meine Damen und Herren … warum auch nicht? Aber wo haben wir denn letzten Endes, ohne die Lage unnötig zuzuspitzen? Da, meine Damen und Herren, liegt doch das Hauptproblem."

Eine Rede zu halten ist eine ganz besondere Situation: Stellen Sie sich vor, Sie stehen an einem Rednerpult und blicken in eine Schar von Zuhörern. Das, was Sie sagen wollen, muss deutlich und gut betont werden, damit der Inhalt ankommt. Diese Rede von Loriot ist natürlich nur spaßhaft gemeint.

8.8 Betonung im Text

Übung 2: Geschichte

Lesen Sie diese Fabel laut vor. Achtung Sie darauf, die Spannung zu halten.

Die junge Schwalbe (Gotthold Ephraim Lessing)

„Was macht ihr da?" fragte eine junge Schwalbe die geschäftigen Ameisen.
„Wir sammeln Vorrat für den Winter", war die Antwort.
„Das ist klug", sagte die Schwalbe, „das will ich auch tun."
Und gleich fing sie an, eine Menge toter Spinnen und Fliegen in ihr Nest zu tragen.
„Aber wozu soll das?" fragte endlich ihre Mutter.
„Wozu? Das ist Vorrat für den bösen Winter, liebe Mutter. Sammle doch auch! Die Ameisen haben mich diese Vorsicht gelehrt"
„Lass nur die Ameisen!" versetzte die Mutter. „Uns Schwalben hat die Natur ein schöneres Los bereitet. Wenn der reiche Sommer sich wendet, dann ziehen wir fort von hier."

Der Esel und der Wolf (Gotthold Ephraim Lessing)

Ein Esel begegnete einem hungrigen Wolfe. „Habe Mitleid mit mir", sagte der zitternde Esel, „ich bin ein armes krankes Tier; sieh nur, was für einen Dorn ich mir in den Fuß getreten habe!"
„Wahrhaftig, du dauerst mich", versetzte der Wolf. „Und ich finde mich in meinem Gewissen verbunden, dich von deinen Schmerzen zu befreien."
Kaum ward das Wort gesagt, so ward der Esel zerrissen.

Eine Geschichte, ein Märchen oder eine Fabel vorzulesen, erfordert, dass die Spannung gehalten wird. Es passiert etwas, es gibt eine Moral am Ende und man möchte, dass die Zuhörer*innen bis zum Schluss aufmerksam bleiben.
Nehmen Sie ein altes Märchenbuch aus dem Regal und lesen Sie eine Geschichte laut vor. Vielleicht haben Sie Enkelkinder, die daran ihre Freude haben werden.

8.8 Betonung im Text

Übung 3: Nachrichten

Lesen Sie diese Nachrichtenmeldung laut vor. Bleiben Sie sachlich, aber betonen Sie die wichtigen Elemente.

Nachrichtenmeldung

„Der Anteil des Treibhausgases Methan in der Atmosphäre steigt stetig. Nun zeigen Studien: Auch der Ausstoß aus natürlichen Quellen nimmt zu. Eine vergleichsweise simple Maßnahme könnte zumindest die menschengemachten Emissionen reduzieren.

Die nordsibirische Taimyrhalbinsel ist eine Gegend von eigentümlicher Schönheit mit kargen Landschaften aus Moosen, Flechten, Sand und Stein. Schroff ist es dort, wild und sehr kalt; selbst im Juli klettert das Thermometer im Mittel auf nur wenige Grad über Null. Eigentlich. Denn im Sommer 2020 ließen extreme Hitzewellen die Temperaturen auf bis zu 37 Grad Celsius steigen, die Permafrostböden auftauen – und so einen unsichtbaren, unheilvollen Stoff in die Atmosphäre entweichen: Methan."

https://www.welt.de/wissenschaft/plus233638151/Treibhausgas-Methan-Teufelskreis-der-Erderwaermung.html (zuletzt abgerufen am 08.09.2021)

Nachrichtenmeldung vom Sport

„Dem VfL Bochum gelingt die große Überraschung! Der Aufsteiger gewinnt mit 4:2 gegen den FC Bayern und holt drei ganz wichtige Punkte im Abstiegskampf. Der Sieg ist am Ende auch verdient, da sie eine starke Leistung gezeigt haben und im ersten Abschnitt sogar das bessere Team waren. Nach dem Wiederanpfiff wurden die Gäste zwar besser, aber konnten nur zeitweise den nötigen Druck aufbauen, um die VfL-Abwehr vor ernsthafte Probleme zu stellen. Durch den Erfolg tanken Thomas Reis und sein Team sicherlich jede Menge Selbstvertrauen. In der kommenden Partie gegen den VfB Stuttgart können sie den Vorsprung auf die direkten Abstiegsränge dann sogar noch weiter vergrößern. Für Bayern ist die Pleite ein herber Dämpfer im Titelrennen und eine große Warnung für das Champions-League-Achtelfinale. Denn am Mittwoch trifft der Rekordmeister auf RB Salzburg, die ebenfalls einige schnelle Spieler in ihrem Kader haben."

https://livecenter.sportschau.de/fussball/deutschland-bundesliga/ma9243044/vfl-bochum_bayern-muenchen/liveticker/ (zuletzt abgerufen am 12.02.2022)

Bei einer Nachrichtenmeldung zählt v. a. der Inhalt. Es soll weder spannend, noch emotional vorgelesen werden. Hier verhält sich der/die Sprecher*in neutral, dennoch betont er/sie die wichtigen Phrasen.

Nehmen Sie sich Ihre Zeitung und lesen Sie kurze Nachrichten und Berichte laut vor. Stellen Sie sich vor, Sie sind der oder die Sprecherin aus der Tagesschau.

8.9 Gedichte

Übung 1

Marionettenballade (Erich Kästner)

„Junger Mann	*reich und schön,*
wollte die	*Welt besehn…*
Schließlich nach	*Hin und Her*
stieß er ans	*Mittelmeer.*
Spanien und	*Griechenland –*
fabelhaft	*interessant*
Luft und Meer	*blau durchstrahlt,*
wie das so	*Böcklin malt.*
Pinienhain.	*Säulenrest.*
Strandhotel:	*Wanzennest!*
Sonnenglut.	*Dunkler Wein.*
Grässlich:	*Allein zu sein!*
Mutig! denkt	*junger Mann.*
Spricht darauf	*Dame an.*
Er wird rot.	*Dame lacht.*
Bitte schön!	*Abgemacht!*
Glücklich küsst	*er die Hand:*
Zimmer? Nein!	*Meeresstrand!*
Beide sind	*sehr verliebt.*
Nur die Frau	*denkt betrübt:*
Wenn das mein	*Mann erfährt –*
kommt auch schon!	*Hoch zu Pferd!*
Junge Frau	*hüpft ins Meer,*
Ehemann	*hinterher.*
Junger Mann	*ist verstört:*
Findet das	*unerhört…*
Wer das gesehen hat,	*der hat das Leben satt.*
Nahm er sein	*Schiessgewehr –*
Junger Mann	*lebt nicht mehr."*

Der Text ist absichtlich in zwei Spalten aufgeteilt. Lesen Sie ihn so, dass Sie stimmlich und mit der Betonung zwischen den Spalten hin und her schwanken wie die Wellen im Meer.

8.9 Gedichte

Übung 2

Der Zauberlehrling (Ausschnitt; Johann Wolfgang von Goethe 1797)

„Hat der alte Hexenmeister
Sich doch einmal wegbegeben!
Und nun sollen seine Geister
Auch nach meinem Willen leben.
Seine Wort' und Werke
Merkt ich und den Brauch,
Und mit Geistesstärke
Tu ich Wunder auch.

Walle! walle
Manche Strecke,
Dass, zum Zwecke,
Wasser fließe

Und mit reichem, vollen Schwalle
Zu dem Bade sich ergieße.
Und nun komm, du alter Besen!
Nimm die schlechten Lumpenhüllen!
Bist schon lange Knecht gewesen:
Nun erfülle meinen Willen!
Auf zwei Beinen stehe,
Oben sei ein Kopf,
Eile nun und gehe
Mit dem Wassertopf

Walle! Walle
Manche Strecke,
Dass, zum Zwecke,
Wasser fließe
Und mit reichem, vollem Schwalle
Zu dem Bade sich ergieße.

Seht, er läuft zum Ufer nieder!
Wahrlich! ist schon an dem Flusse,
Und mit Blitzesschnelle wieder
Ist er hier mit raschem Gusse.
Schon zum zweiten Male!
Wie das Becken schwillt!
Wie sich jede Schale
Voll mit Wasser füllt!
Stehe! stehe!
Denn wir haben
Deiner Gaben
Vollgemessen! –
Ach, ich merk' es! Wehe! wehe!
Hab' ich doch das Wort vergessen!"

An einem Gedicht lässt sich sehr schön die Betonung üben. Das Gedicht gibt durch die Phrasen und Zeilen den Rhythmus vor, die Phrasen sind meistens nicht zu lang, sodass auch der Atem reicht. Am Ende jeder Zeile geht die Stimme nach unten.

8.9 Gedichte

Übung 3

Weihnachten (Joseph von Eichendorff)

„Markt und Straßen stehn verlassen,
Still erleuchtet jedes Haus,
Sinnend geh ich durch die Gassen,
alles sieht so festlich aus.

An den Fenstern haben Frauen
Buntes Spielzeug fromm geschmückt,
tausend Kinder stehn und schauen,
sind so wundervoll beglückt.

Und ich wandre aus den Mauern
Bis hinaus ins freie Feld,
Hehres Glänzen, heilges Schauern!
Wie so weit und still die Welt!

Sterne hoch die Kreise schlingen,
aus des Schnees Einsamkeit
steigts wie wunderbares Singen –
Oh du gnadenreiche Zeit!"

8.9 Gedichte

Übung 4

Der Kabeljau (Heinz Erhardt)

„Das Meer ist weit, das Meer ist blau,
im Wasser schwimmt ein Kabeljau.
Da kömmt ein Hai von ungefähr,
ich glaub von links, ich weiß nicht mehr,
verschluckt den Fisch mit Haut und Haar,
das ist zwar traurig, aber wahr.
Das Meer ist weit, das Meer ist blau,
im Wasser schwimmt kein Kabeljau."

8.9 Gedichte

Übung 5

Das Lama (Heinz Erhardt)

„In dem Land des weisen Brahma
Lebte jahrelang ein Lama,
dem es niemals wollte glucken,
weit im Bogen auszuspucken.

Schrecklich litt es seelisch wegen
Diesem seinem Unvermögen;
Und die Tränen warn ihm nah,
wenn es andre spucken sah.

Heimlich übte es im Sitzen
Oder Stehn, den Mund zu spitzen,
um dann zielgerecht durch dessen
Spalt den Strahl hinauszupressen;
Doch selbst in bequemster Lage
Förderte es nichts zutage.

Und – so endet dieses Drama –
Schließlich musste unser Lama
Vor den Thron des Brahma traben
Ohne je gespuckt zu haben."

KAPITEL

9 Sprach- und Sprechspiele – für die Gruppe

9.1 Zielsetzung

In diesem Kapitel werden Anregungen für die Gruppentherapie gegeben. Gerade auch bei Sprechstörungen ist es eine fruchtbare Sache, wenn mehrere Betroffene zusammensitzen und sich gegenseitig bestärken und unterstützen können.

Die Form der Gruppentherapie bietet Betroffenen die Möglichkeit, mit anderen Betroffenen zusammenzukommen. Vielleicht ähnlich wie in einer Selbsthilfegruppe kommt man ins Gespräch und stellt fest, dass es jemanden gibt, der ähnliche Probleme hat, dessen Sprechweise ebenfalls verändert ist.

In der Gruppentherapie ist jeder und jede einzelne gefordert, so zu sprechen, dass er oder sie verstanden wird. Gleichzeitig soll eine spielerische Herangehensweise an die Störung des Sprechens oder Stimmgebung vorherrschen. In der Kombination von sprecherischen und sprachlichen Herausforderungen kombiniert man Elemente der Spontansprache mit denen der Semispontansprache. In Rollenspielen beispielsweise geht es darum, eine alltägliche Situation, in denen die Äußerungen inhaltlich begrenzt sind, sprecherisch zu üben. In sprachlichen Übungen wie Tabu oder Wortketten geht es einerseits um eine verständliche Sprechweise, andererseits wird gleichzeitig die Wortfindung trainiert.

Die Übungsbeispiele in diesem Kapitel sind in erster Linie für die Sprachtherapeut*in als Anregung gedacht. Es spricht aber nichts dagegen, diese auch zuhause in kleinem Kreis mit Familie und Freunden auszuprobieren.

9.2 Vorstellungsrunde

- Jede Person stellt sich vor. Dabei nennen Sie Ihren Namen, wo Sie herkommen, wo Sie jetzt wohnen, welchen Beruf Sie hatten, welche Hobbies oder Interessen Sie haben und warum Sie Probleme mit dem Sprechen haben. Dabei setzen Sie ein Zeitlimit von 3-5 Minuten pro Person.
- Als Variation können Sie sich paarweise aufteilen, sich kurz untereinander austauschen und kennenlernen und dann stellt jeweils die eine Person die andere Person vor.
- Als weitere Variation können Sie es auch in Form eines Ratespiels durchführen: Es wird eine Person ausgesucht und die anderen dürfen diese reihum ausfragen. Dabei darf die zu erratende Person nur mit „ja" oder „nein" antworten.

9.3 Begriffe erklären

Eine Person erklärt innerhalb von drei Minuten einen Begriff, den die anderen erraten müssen. Bilden Sie Teams.

Material: Lexikon, Stoppuhr/Sanduhr

- Steuersenkung
- Gastfreundschaft
- Bundesliga
- Trauschein
- Ministerpräsident
- Campingplatz
- Bundestagswahl
- Wagenheber
- Lottofee
- Internationale Raumstation
- Badelatschen
- Nummernschild
- Diät
- Schnellkochtopf
- Ritterturnier
- Eisenbahn
- Vollmond
- Anspitzer
- Impfstoff
- Mund-Nasen-Schutz
- Biathlon
- Schneeschaufel
- Solidarität
- Talkshow
- Mondfinsternis
- Eifersucht
- Nationalpark

Unter Zeitdruck vergisst man oft, deutlich zu sprechen. Wichtig ist hier die Wortwahl und die Formulierungen, die kurz und prägnant sein sollten.

9.4 Sehenswürdigkeiten beschreiben

Beschreiben Sie eine Sehenswürdigkeit, die Sie entweder selbst schon besucht haben oder die durch Fernsehen oder Nachrichten so bekannt ist, dass sie jeder erkennen könnte.

- Brandenburger Tor in Berlin
- Berliner Flughafen
- Elbphilharmonie in Hamburg
- Frauenkirche in Dresden
- Olympiastadion in München
- Kölner Dom in Köln
- Freiheitsstatue in New York
- Collosseum in Rom
- Akropolis in Athen
- Eiffelturm in Paris
- Louvre Museum in Paris
- Ayers Rock in Australien
- Der rote Platz in Moskau
- Vulkan Ätna auf Sizilien
- Taj Mahal in Indien
- Markusplatz in Venedig
- Der Prater in Wien
- Big Ben in London
- Golden Gate Bridge in San Francisco
- Opernhaus in Sydney
- Vulkan Fujijama in Japan
- Loch Ness in Schottland

Stellen Sie sich die Sehenswürdigkeit bildlich vor oder suchen Sie ein Bild im Internet heraus.

9.5 Wegbeschreibungen

Nehmen Sie einen Stadtplan und zeichnen Sie bestimmte Orte ein. Die eine Person führt die andere Person durch die Stadt, ohne dass diese das Ziel kennt.

- Vom Bahnhof zum Rathaus
- Vom Rathaus zum Schwimmbad
- Vom Bahnhof zum Fußballstadion
- Von der großen Kirche zurück zum Bahnhof
- Vom Hotel zur Einkaufsstraße
- usw.

Hier ist es wichtig, deutlich zu sprechen, damit die Person die Richtungsangaben versteht. Man kann es auch verdeckt spielen, so dass die beschreibende Person nicht sieht, ob die geführte Person den richtigen Weg nimmt.

9.6 Wortketten und Wortfindung

Hier ist sprachliche Wortfindung und Kreativität gefragt.

- Bilden Sie jeweils mit dem letzten Teil des vorhergehenden Wortes ein neues zusammengesetztes Wort
  - Schnee**sturm**, **Sturm**höhe, Höhen…
  - Haus**tür**, **Tür**rahmen, Rahmenhandlung, Handlungs...
  - Stuhl**bein**, **Bein**…
- Nehmen Sie den letzten Buchstaben des vorhergehenden Wortes und bilden Sie ein neues Wort
  - Hau**s**, **S**ahn**e**, **E**nt**e**, **E**...
- Suchen Sie Tiere. Nehmen Sie den letzten Buchstaben jeweils als Anfangsbuchstaben
  - Ese**l**, **L**am**a**, **A**...
- Suchen Sie Eigennamen
  - Ann**a**, **A**nto**n**, **N**....
- Suchen Sie Städte
  - Pari**s**, **R**om, **M**ailand, **D**...
- Variation: Nehmen Sie immer denselben Anfangsbuchstaben
  - Finden Sie Tiere mit „M"
  - Finden Sie Eigennamen mit „L"
  - Finden Sie Lebensmittel mit „K"
  - usw.
- Assoziative Übungen
  - Zu einem bestimmten Thema sollen Wörter und Begriffe gefunden werden, z. B. Olympiade, Corona Pandemie, Reha-Klinik, Krankenhaus, Kreuzfahrt, Jugendliche usw.
  - Mit Zeitlimit: innerhalb von 2 Minuten soll z. B. eine Frage beantwortet werden, z. B. Sie haben einen Platz in der Raumfähre zum Mars, was nehmen Sie mit?
  - Kim-Spiel: „Ich packe meinen Koffer und nehme …. mit". Jede Spieler*in ergänzt einen weiteren Gegenstand und muss die vorherigen immer mit wiederholen
  - Prominentenraten: Beschreiben Sie eine oder einen Prominenten, die auf Karten geschrieben werden, die anderen müssen ihn erraten, z. B. Angela Merkel, Manuel Neuer, Florian Silbereisen, Loriot usw.
  - Variation Prominentenraten: Jeder denkt sich eine prominente Person aus, die die anderen erraten müssen

Die Übungen sind v. a. sprachlich ausgerichtet. Aber über das Grübeln nach Worten sollten Sie nicht vergessen, diese dann deutlich auszusprechen.

9.7 Satzbildung und Textbildung

Hier sindebenfalls Fantasie und Kreativität gefragt. Dabei sind die Sprechanteile etwas länger

- Satzbildung mit vorgegebenen Satzteilen: Schreiben Sie einzelne Hauptwörter, z. B. Schnee, Ski, Berge, auf Karten. Jede Spieler*in zieht eine Karte und bildet daraus einen Satz.
  - Variation dazu: Die Sätze werden zu einer Geschichte aneinandergereiht
- Satzbildung als Kette: Einer fängt mit dem ersten Wort eines Satzes an, z. B. „heute", im Uhrzeigersinn fügt jede und jeder ein weiteres Wort hinzu, muss aber dabei immer den ganzen Satz wiederholen.
- Bildbeschreibung: Suchen Sie sich plakative Bilder aus Zeitungen und Zeitschriften. Sie können nur das Bild gemeinsam beschreiben, jede*r sucht sich ein Detail heraus
  - Variation dazu: Legen Sie alle Bilder in die Mitte und bilden Sie zwei Gruppen. Die eine muss der anderen Gruppe ein Bild beschreiben, welches die andere erraten muss.
- Sprichwörter erklären: Lesen Sie ein Sprichwort vor und erklären Sie dessen Bedeutung
- Sprichwörter ergänzen: Sie bekommen den Anfang von einem Sprichwort, welches Sie ergänzen müssen. Auch hier können Sie sich in Teams aufteilen.

Sprichwörter

- Wer andern eine Grube gräbt, fällt selbst hinein.
- Was Hänschen nicht lernt, lernt Hans nimmermehr.
- Was du heute kannst besorgen, das verschiebe nicht auf morgen.
- Es ist nicht alles Gold, das glänzt.
- Wer den Schaden hat, muss sich um den Spott nicht sorgen.
- Wer die Wahl hat, hat die Qual.
- Man soll den Tag nicht vor dem Abend loben.
- Es ist noch kein Meister vom Himmel gefallen.
- Der Apfel fällt nicht weit vom Stamm.
- Ohne Fleiß keinen Preis.
- Hunde, die bellen, beißen nicht.
- Reden ist Silber, Schweigen ist Gold.
- Wie du mir, so ich dir.
- Wer einmal lügt, dem glaubt man nicht.
- Wer im Glashaus sitzt, sollte nicht mit Steinen werfen.
- Auch ein blindes Huhn findet einen Korn.
- Lieber einen Spatz in der Hand als eine Taube auf dem Dach.

9.8 Abstraktes Zeichen

Dies ist eine Übung, die verdeckt gespielt werden sollte. Eine Person erklärt, die anderen müssen zeichnen. Dann wird gewechselt.

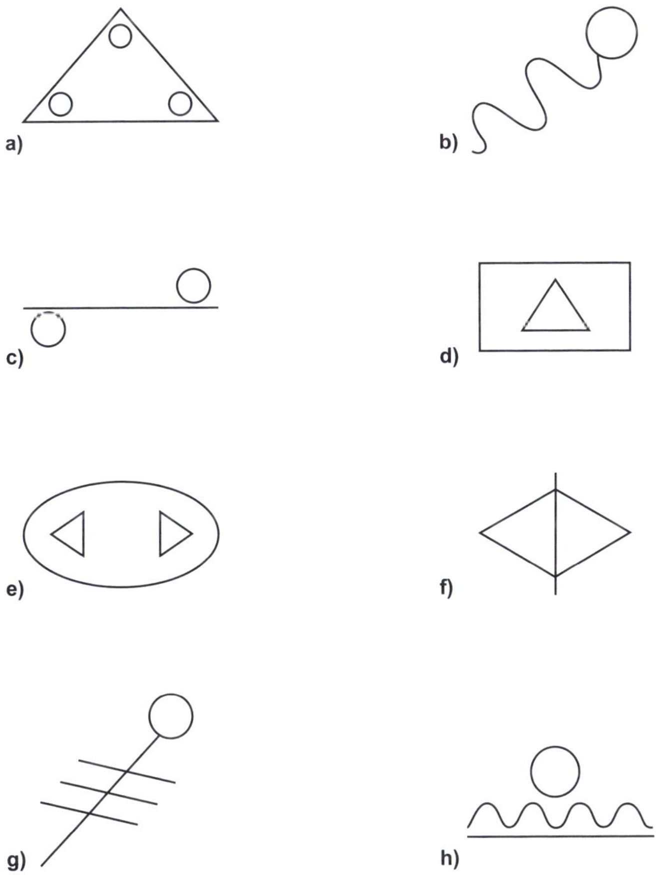

Abb. 9.1 Abstrakte Zeichnungen

Hier sind ein paar Beispiele für abstrakte Zeichnungen, Sie können sich natürlich selbst welche ausdenken. Je komplizierter die Zeichnung, desto schwieriger die Anforderung an den oder die Sprecher*in.

9.9 Rollenspiele

Bei den Rollenspielen geht es um alltägliche Situationen. Dabei stehen die Verständlichkeit und das Kommunikationsziel im Vordergrund.

- Apotheke: Sie haben ein Rezept über ein neues Medikament bekommen. Der/die Apotheker*in erklärt Ihnen, wie Sie es einnehmen sollen.
- Friseur: Sie klagen über Haarausfall und außerdem möchten Sie Ihre grauen Haare überdecken. Sie lassen sich beraten.
- Bäcker: Es ist Samstagmorgen und Sie haben Besuch von der Familie. Jeder hat etwas anderes bestellt: 2 Körnerbrötchen, 1 Mohnbrötchen, 1 Sonnenblumenkernbrötchen, 3 Croissants, 2 Brezeln und 5 normale Brötchen. Beim Bäcker ist viel los und Sie müssen lauter sprechen.
- Metzger: Abends wollen Sie grillen. Sie machen eine Großbestellung von Fleisch, Würstchen und außerdem Aufschnitt für das Frühstück.
- Restaurant: Sie bestellen etwas zu trinken und zu essen. Sie haben eine Kürbissuppe bestellt. Es dauert sehr lange, bis sie kommt. Als der Kellner diese bringt, ist sie fast kalt. Sie beschweren sich beim Kellner. Der rechtfertigt sich damit, dass so viele Gäste da sind und er nicht nachkommt.
- Hausarzt: Sie kommen zur regelmäßigen Kontrolle Ihrer Blutverdünnung. Der Hausarzt möchte Ihnen ein neues Medikament verschreiben und klärt Sie darüber auf.
- Autohaus: Sie überlegen, ob Sie sich ein Elektroauto kaufen. Sie lassen sich von dem/der Autoverkäufer*in beraten.
- Telefonwerbung: Sie werden von einem Callcenter angerufen, die Ihnen eine Photovoltaikanlage verkaufen wollen. Sie möchten dieses Angebot ablehnen und den Anruf beenden.
- Mobilfunkvertrag: Ihr Vertragspartner ruft Sie an, um Sie zu einem neuen Vertrag zu überreden. Sie fragen nach, wie lange die Laufzeit des Vertrags ist, ob ein neues Handy dabei ist und welches Datenvolumen Sie bekommen.

KAPITEL

10 Theoretischer Hintergrund

10.1 Erscheinungsbild der Dysarthrien

Eine Dysarthrie ist eine erworbene neurogene Störung des Sprechens (Artikulation), der Stimmgebung (Phonation) und der Sprechatmung (Respiration). Das bedeutet, dass diese Störung durch eine neurologische Erkrankung hervorgerufen wurde. Dabei kann eine Dysarthrie sowohl nach Schädigung des zentralen als auch des peripheren Nervensystems auftreten. Die Ursachen können unterschiedlich sein. Am häufigsten sind Dysarthrien bei fortschreitenden neurologischen Erkrankungen wie Morbus Parkinson, Morbus Huntington, atypischen Parkinsonsyndromen und der amyotrophen Lateralsklerose (ALS). Ähnlich oft treten Dysarthrien nach Schlaganfällen und Hirnblutungen und nach Schädel-Hirn-Verletzungen auf. Einen Überblick gibt die folgende Tabelle (➤ Tab. 10.1).

Die Schädigungen, die eine Sprechstörung verursachen, betreffen die Nervenbahnen in Großhirn, Kleinhirn und Hirnstamm. Dabei können auch Schädigungen der Funktionen der beweglichen Sprechorgane Lippen, Zunge, Kiefer, Velum und Kehlkopf vorliegen, die die Sprechabläufe beeinträchtigen. Wichtig für die Diagnose einer Dysarthrie ist, dass die Funktionsbereiche Atmung, Stimme und Sprechen in einem bestimmten Ausmaß betroffen sind. Gleichzeitig sind jedoch die reflektorischen und unwillkürlichen Funktionen wie Gähnen, Lachen, Kauen und Schlucken meistens erhalten. Diese werden neuronal anders angesteuert. Das bedeutet im Umkehrschluss, dass bei einer verwaschenen Artikulation nicht unbedingt auch eine reduzierte Zungenbeweglichkeit vorliegen muss. Liegt aber z. B. eine Mundastschwäche vor, sodass die Lippen sich nicht fest schließen können, kann das zur Beeinträchtigung der Aussprache der Lippenlaute führen.

Tab. 10.1 Prävalenz der Dysarthrie (Ackermann 2018)

Neurologische Erkrankung	Prävalenz
Schädel-Hirn-Trauma	30–50 % schweres SHT
zerebro-vaskuläre Erkrankungen (Schlaganfalle, Hirnblutung)	15–30 % (meist transient)
neurodegenerative Erkrankungen: • Morbus Parkinson • Morbus Huntington • Steele-Richardson-Olszewski-Syndrom • Multisystematrophie (MSA) • Friedreich Ataxie	• 75–90 % • 80–90 % • 75–100 % • bis 100 % • bis 100 %
Multiple Sklerose	40–50 %
Amyotrophe Lateralsklerose	bis 100 %
Myastenia gravis	< 10 %

10

Die Dysarthrien zeigen sich in ihrer Ausprägung nicht einheitlich. Es gibt Versuche, sie zu klassifizieren, letztendlich handelt es sich meistens um Mischformen. Die Klassifizierung beruht zum einen auf der Grunderkrankung und Lokalisation der Schädigung, zum anderen auf der Form der Bewegungsstörung in Analogie zur Körpermotorik. So spricht man von z. B. ataktischer Dysarthrie bei Kleinhirnschädigung oder hypokinetischer Dysarthrie bei Morbus Parkinson. Allen Dysarthrien ist jedoch eine Störung der Prosodie gemeinsam, sei es durch ein abweichendes Sprechtempo (zu schnell, zu langsam) oder Monotonie (zu wenig Betonung). Das liegt daran, dass beim Sprechen die muskulären Abläufe von Zwerchfell, Kehlkopfmuskulatur, Rachen-, Zungen-, Lippen- und Kiefermuskulatur zeitlich fein aufeinander abgestimmt sein müssen. So ein komplexes System ist daher sehr störanfällig.

➤ Tab. 10.2 gibt einen Überblick über die verschiedenen Dysarthrieformen mit ihrer Symptomatik und ihrer möglichen Grunderkrankung.

10.2 Diagnostik und Therapieansätze

Für die Diagnostik einer Dysarthrie in der Sprachtherapie stehen verschiedene Verfahren zur Verfügung, die nicht immer alle zum Einsatz kommen. Für die behandelnde Sprachtherapeut*in ist es zunächst wichtig, eine ausführliche Anamnese durchzuführen und die Ergebnisse von Untersuchungen der Neurologen, Hals-Nasen-Ohren-Ärzte, Pulmologen und Mund-Kiefer-Chirurgen mit einzubeziehen. Eine Kenntnis der Grunderkrankung kann die Diagnostik bereits in eine bestimmte Richtung leiten.

Wichtig ist eine vollständige Erfassung der akustischen und auditiv-perzeptiven Merkmale der Sprechstörung. Die Sprachtherapeut*in untersucht alle Funktionskreise des Sprechens, idealerweise mit einer Audioaufnahme, einer Lautstärkemessung und – wenn vorhanden – einer akustischen Analyse des Gesprochenen. Des Weiteren untersucht sie die Sprechorgane in ihrer Symmetrie, Auslenkung und Kraft. Da das Sprechen individuell stark variiert und die Therapeut*in den Zustand vor der Erkrankung nicht kennt, ist es wichtig, dass sie genau weiß, was die Physiologie des Sprechens vorgibt und an welcher Stelle die Sprechweise pathologisch erscheint.

Es stehen einige standardisierte auditiv-perzeptive Verfahren zur Verfügung, in denen die Störungsmerkmale der einzelnen Funktionsbereiche in Skalen erfasst werden, um die Qualität und den Schweregrad zu erfassen. Diese Skalen dienen auch der Verlaufskontrolle während der Therapie. Die beiden bekanntesten Verfahren sind:

- Frenchay Dysarthrie Assessment (FDA-2)
- Bogenhausener Dysarthrieskalen (BoDys)

Ihnen ist gemeinsam, dass sie verschiedene Aufgaben aus den Bereichen Atmung, Stimme und Sprechen beinhalten, die entsprechend bewertet werden können. Dabei werden die verschiedenen Modalitäten Spontansprache, Vorlesen, Nachsprechen und Bildbeschreibung

Tab. 10.2 Klassifikation der Dysarthrien (nach Ziegler & Vogel 2010)

Dysarthrieform	Sprechatmung	Phonation	Resonanz	Artikulation	Prosodie	Mögliche neurologische Grunderkrankung
peripher-paretische Dysarthrie	Ausatmung verkürzt, hörbares Einatmen	rau und behaucht, Lautstärke reduziert, Sprechstimmlage erniedrigt, Tonhöhenumfang reduziert	nasaler Durchschlag	unscharf, reduziert, vorverlagert, Abschwächung von Plosiven, Vokale entstellt, offen	monoton, verlangsamt	Schädigung im Hirnstamm
zentral-paretische Dysarthrie	Ausatmung verkürzt	rau, gepresst, heiser, Sprechstimmlage erhöht, Lautstärke reduziert, Tonhöhenumfang reduziert	nasaler Durchschlag	reduziert, unscharf, rückverlagert, geschlossen	verlangsamt, monoton, viele Sprechpausen	Schlaganfall, Schädigung im Großhirn
rigid-hypokinetische Dysarthrie	Ausatmung verkürzt, Atmung flach verkürzt	behaucht, rau, leise, Sprechstimmlage erhöht, Tonhöhenumfang reduziert	nasaler Durchschlag	unscharf, reduziert, geschlossen	monoton, leicht beschleunigtes Sprechtempo	Morbus Parkinson
hyperkinetische Dysarthrie	Ausatmung verkürzt unkontrolliert, nicht dosierbar	fluktuierend rau, gepresst, aphon, behaucht, geflüstert	mangelnde Kontrolle, offenes/geschlossenes Näseln	unkontrolliert, Artikulationsgeräusche, Artikulationsabbrüche	verlangsamt, stockend, Lautstärke schwankt, Tonhöhe schwankt	Morbus Huntington, muskuläre Dystonien
ataktische Dysarthrie	paradoxes Atemmuster, Ausatmung verkürzt, Sprechen auf Einatmung	Schwankungen von gepresst – rau – behauchter Stimmqualität, Tonhöhe fluktuiert, Stimmzittern	wechselndes offenes und geschlossenes Näseln	wechselnd reduziert und übersteigert, verlangsamt	verlangsamt, abgehackt, viele Pausen	Kleinhirnschädigung

überprüft. Ganz wichtig ist die Beurteilung der Verständlichkeit. Am Ende der Diagnostik steht ein neurophonetisches Profil, welches Aussagen macht über die Schwere der Störung in den einzelnen Funktionskreisen und, die Therapieschwerpunkte. Gleichzeitig gibt es Hinweise auf die Form der Dysarthrie. Dabei gilt die Verständlichkeit als Indikator für die Schwere der Kommunikationsstörung.

Darauf aufbauend gestaltet sich die Therapie. Die Dysarthrie-Therapie basiert weitestgehend auf sog. verhaltensmodifizierenden Ansätzen. Es werden allgemeine indirekte Übungen zu Haltung, Atmung, Stimme sowie nonverbale Übungen durchgeführt. Hinzu kommen dann direkte Verfahren, die auf phonetischen und linguistischen Prinzipien beruhen, also z. B. bestimmte Laute oder Lautkombinationen trainieren. In schweren Fällen können auch kompensatorische Verfahren wie instrumentelle Hilfsmittel zum Einsatz kommen. Dazu zählt man Kommunikationstablets, Stimmverstärker oder auch die Gaumensegelprothese.

Oberstes Ziel jeder Dysarthrietherapie sollte die Verbesserung der Kommunikationsfähigkeit sein. Dabei geht es darum, die Sprechfähigkeit soweit wiederherzustellen, dass der oder die Betroffene sich im Alltag und Beruf mitteilen kann und verstanden wird. Das kann z. T. bedeuten, dass die Natürlichkeit des Sprechens darunter leidet (➤ Kap. 1).

Die Behandlungsprinzipien von Dysarthrien beruhen auf:

1. Kompensation: Die Betroffenen müssen lernen, ihre noch vorhandenen Fähigkeiten optimal zu nutzen und sie müssen ihre „neu gelernte" Sprechweise akzeptieren.
2. Früher Therapiebeginn: Gerade bei fortschreitenden Erkrankungen ist es wichtig, rechtzeitig mit dem Training zu beginnen, da sich sonst „schlechte" Gewohnheiten einschleifen, die sich nur schwer wieder rückgängig machen lassen.
3. Selbstwahrnehmung: Das Sprechen muss jetzt bewusst kontrolliert werden und gelingt nicht mehr automatisch.
4. Evaluation: Die Fortschritte und Ziele der Therapie sollten jederzeit von den Betroffenen abgeglichen und beurteilt werden.
5. Motivation: Wichtig ist die Bereitschaft für die Behandlung zum einen, zum anderen sollte auch die körperliche und psychische Verfassung für eine Therapie ausreichend sein.

(Eibl 2019)

Damit die Therapie erfolgreich ist, die Betroffenen motiviert bleiben, der Therapie zu folgen und ihr Gelerntes auch in den Alltag zu übernehmen, ist nicht zuletzt auch die Unterstützung der Angehörigen und Partner*innen erforderlich. Sie sollten den oder die Betroffene in ihrem Bestreben unterstützen, ihre Kommunikationsfähigkeit wiederzuerlangen bzw. zu erhalten und ihnen dabei helfen.

Dieses Buch ist demnach auch ein Beitrag, diese Unterstützung zu fördern.

10.3 Die Laute der deutschen Sprache

Im Folgenden finden Sie einen Überblick über die Laute der deutschen Sprache.

Vokaltrapez

Die Vokale im Deutschen lassen sich unterteilen nach dem Öffnungsgrad des Unterkiefers, der Beteiligung von Zungenspitze oder Zungenrücken, der Anhebung der Zunge und dem Rundungsgrad der Lippen. Sie lassen sich im sog. Vokaltrapez darstellen (➤ Abb. 10.1). Das Trapez stellt die Mundhöhle dar: Unten ist der Mundboden, oben das Munddach, also der Gaumen. Die Vokale werden entsprechend der Zungenhebung und des beteiligten Abschnitts der Zunge eingetragen.

In der Waagerechten liegen die vorderen, mittleren und hinteren Vokale, in der Senkrechten liegen die geschlossenen, halb geschlossenen, halboffenen und offenen Vokale. Die Lippenrundung wird an gleicher Position dargestellt: links der ungerundete, rechts der gerundete Vokal. In der Mitte liegt der sog. Schwa-Laut, das ist der Laut, der am Ende eines Wortes mit /e/ entsteht, also z. B. /ente, nase, karawane/. Er ist weder ein echtes /e/ noch ein /ä/.

Konsonanten

Die Konsonanten werden zum einen nach der Artikulationsart, zum anderen nach dem Artikulationsort eingeteilt. Die Artikulationsart beschreibt die Art der Engebildung, ob es sich um einen Plosiv (Verschlusslaut), Frikativ (Reibelaut), eine Affrikate (Kombination aus Plosiv und Frikativ), einen Liquid, Nasal oder Gleitlaut handelt. Ein weiteres Unterscheidungsmerkmal ist die Beteiligung der Stimme: manche Konsonanten sind stimmhaft, d. h. die

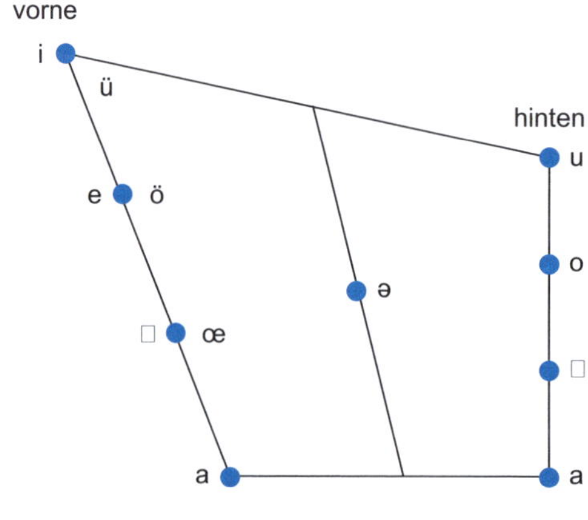

Abb. 10.1 Vokaltrapez vereinfacht

10

Stimme schwingt mit, andere sind stimmlos, also nur ein Geräusch. Der Ort orientiert sich an der Anatomie von Lippen (labial), Zähnen (dental), Zunge (lingual) und Gaumen (velar). Die Zunge wird unterteilt in die Zungenspitze (apikal) und den Zungenrücken (dorsal). Der Gaumen wird in den harten (palatal) und den weichen Gaumen (velar) unterteilt. Der harte Gaumen beginnt am Zahndamm, der Alveolarkante.

➤ Tab. 10.3 zeigt die Aufteilung der deutschen Konsonanten. Das /h/ findet dort keinen Platz, nachdem es ein Hauchlaut ist und ohne Beteiligung der Artikulatoren gebildet wird.

Tab. 10.3 Konsonanten im Deutschen

Artikulationszone	**Erste AK-Zone Lippen, obere Schneidezähne**		**Zweite AK-Zone Zahndamm, harter Gaumen, Zungenspitze**		**Dritte AK-Zone weicher Gaumen, Zungenrücken**	
Stimmhaftigkeit	**stimmhaft**	**stimmlos**	**stimmhaft**	**stimmlos**	**stimmhaft**	**stimmlos**
Plosive	b	p	d	t	g	k
Frikative		f	s	ss sch		ch_1 ch_2
Affrikate		pf	dz	tz		ks
Nasale	m		n		ng	
Liquide			R l		r	
Gleitlaute	w				j	
Hauchlaut /h/						

Anhang

Quellenangaben

Theoretischer Hintergrund Dysarthrien

- Ackermann H. Neurogene Sprech- und Stimmstörungen. Deutsche Gesellschaft für Neurologie. Leitlinien für Diagnostik und Therapie in der Neurologie, 2018.
- Eibl K. Sprachtherapie in Neurologie, Geriatrie und Akutrehabilitation. Elsevier, 2019.
- Franke U. Arbeitsbuch Aphasie. 9. Aufl. Elsevier, 2019.
- Robertson SJ, Thomson F. Therapie mit Dysarthrikern. 2. Aufl, München: Urban & Fischer, 2000.
- Schindelmeiser J. Anatomie und Physiologie für Sprachtherapeuten. 5. Aufl., Elsevier, 2021.
- Ziegler W, Vogel M. Dysarthrie. Verstehen – Untersuchen – Handeln. Thieme, 2010.

Funktionsbereiche Atmung, Stimme, Artikulation, Resonanz

- Aderhold E. Sprecherziehung des Schauspielers. Grundlagen und Methoden. 6. Aufl. Henschel Verlag, 2007.
- Böhme G (Hrsg.). Sprach-, Sprech-, Stimm- und Schluckstörungen: Band 2: Therapie. 4. Aufl. Elsevier, 2006.
- Brügge W, Mohs K. Therapie funktioneller Stimmstörungen. 8. Aufl., Ernst Reinhard Verlag, 2019.
- Coblenzer H, Muhar F. Atem und Stimme. 17. Aufl. ÖBV, 2002.
- Fernau-Horn H. Zur Übungsbehandlung funktioneller Stimmstörungen. Folio Phoniatrica 6, 1954: 239–245.
- Fiukowski H. Sprecherzieherisches Elementarbuch. 8. Aufl. de Gruyter, 2010.
- Stengel I, Strauch T. Stimme und Person. Personale Stimmentwicklung. Personale Stimmtherapie. 5. Aufl. Klett-Cotta, 1998.
- Stria Sanne. Ausgesprochen gut! Das Übungsbuch für eine gute Sprechtechnik. Schulz-Kirchner Verlag, 2019.

Übungsmaterial und Literaturquellen

- Auf einen Atemzug. Klassische Haiku. Deutscher Taschenbuchverlag, 1996.
- Das große Heinz Erhardt Buch. Fackelträger-Verlag, 1970.
- Eichendorff J von. Gedichte. Eine Auswahl. Reclam Verlag, 1984.
- Heilmann E (Hrsg.). Weise Worte Glück. Groh Verlag GmbH, 2009.
- Kleines Diogenes Taschenbuch. Die schönsten Gedichte von Joachim Ringelnatz. Diogenes Verlag, 1996.
- Loriot. Menschen, Tiere, Katastrophen. Reclam Verlag, 1992.
- Meisner M. Training für das Sprechen im Alltag. Informationen für Patienten und Angehörige. Lundbeck Patientenservice.
- Meyer M. Stimmerfolg. Alltagstipps. www.stimm-erfolg.de, 1. Aufl. 2020.
- Söhler KH. Es schadet nichts, vergnügt zu sein. Freude lohn sich immer. Heitere Standpunkte. F. A. Herbig, 1992.
- https://www.zitate.de/autor/lichtenberg%2C+georg+christoph?page=1, zuletzt abgerufen am 11.02.2022.
- https://www.grimmstories.com/de/grimm_maerchen/random, zuletzt abgerufen am 12.02.2022.
- http://www.udoklinger.de/Deutsch/Fabeln/Lessing.htm#Die_Schwalbe, zuletzt abgerufen am 12.02.2022.

Glossar

- Abspannen: Das Lockerlassen vom Zwerchfell während des Sprechens
- Affrikate: eine Kombination aus einem Verschlusslaut und einem Reibelaut
- alveolar: am Zahndamm
- Ansatzrohr: der Bereich vom Kehlkopf über den Rachen bis in den Mund- und Nasenraum
- apikal: an der Zungenspitze
- Artikulation: Aussprache
- Atemwurf: Stimmübung, bei der das Zurückfedern des Zwerchfells genutzt wird
- bilabial: mit beiden Lippen
- Diphthong: Doppel- oder Zweilaut; zwei Vokale, die kurz hintereinander gesprochen werden
- Frikativ: Reibelaut, bei dem die Luft geräuschvoll entweicht
- Hypernasalität: geschlossenes Näseln, die Luft kann nicht über den Nasenraum entweichen
- hyperton: mit zu viel Spannung
- Hyponasalität: offenes Näseln, es entweicht zu viel und ständig Luft über die Nase
- Indifferenzlage: die entspannte Stimmlage, bei der die Stimmlippenspannung genau richtig dosiert ist, die Indifferenzlage ist individuell
- Konsonant: Mitlaut, ein Laut, der nur mithilfe der Sprechwerkzeuge Lippen, Zunge, Gaumensegel und Unterkiefer entsteht
- Kosto-Abdominal-Atmung: die physiologische Atmung über Bauch- und Rippenmuskulatur
- labiodental: mit den Lippen und Zähnen
- lateral: seitlich
- nasal: über die Nase
- oral: über den Mund
- palatal: am harten Gaumen
- pharyngeal: im Rachen
- Phonation: Stimmgebung
- Plosiv: Verschlusslaut
- Prosodie: Betonung von Wort und Satz, Sprechmelodie und Sprechtempo

- Resonanz: der Klang, der durch die Schallwellen entsteht, wenn sie in einem Raum hin- und herschwingen
- Respiration: Atmung; Sprechatmung
- velar: am weichen Gaumen
- Velum: Gaumensegel
- Vokal: Selbstlaut, ein Laut, der nur durch die Zungenlage und den Öffnungswinkel des Unterkiefers entsteht

Beispiel Trainingsplan: Dysarthrie nach Schlaganfall

Tab. Anhang 1: Beispiel Trainingsplan

Woche	Haltung	Gymnastik	Atmung	Stimme	Resonanz	Sprechen	Prosodie
1	2.5. Sitzen	• 3.4 Mund 1 • 3.5 Zunge 1 • 3.7 DDK 1	4.3 Wahrnehmung 1	5.3 Klang 1	6.6 Vokale	• 7.6 /p, b/ • 7.10 /t, d/ • 7.16 /k, g/	8.5 Wort
2	2.5. Sitzen	• 3.4 Mund 2 • 3.5 Zunge 2 • 3.7 DDK 2	4.4 Wahrnehmung 2	5.3 Klang 2	6.6 Vokale	• 7.7 /f, w/ • 7.11 /s, ss/ • 7.17 /ch1, ch2/	8.6 Satz
3	2.5. Sitzen	• 3.3 Unterkiefer • 3.7 DDK 7	4.4 Verlängerung 1	5.4 Stärke 1	6.7 nasal-oral	• 7.20 Wörter	8.7 Sprüche
4	2.5. Sitzen	• 3.5 Zunge 2 • 3.7 DDK 5	4.4 Verlängerung 2	5.4 Stärke 3	6.7 nasal-oral	• 7.21 Zungenbrecher	8.7 Sprüche

Tab. Anhang 2: Trainingsplan zum Ausfüllen

Woche	Haltung	Gymnastik	Atmung	Stimme	Resonanz	Sprechen	Prosodie
1							
2							
3							
4							

Notieren Sie jede Woche in die entsprechenden Felder der Funktionskreise die Nummer oder Seitenzahl der Übungsblätter, mit denen Sie in der jeweiligen Woche trainieren möchten. Fangen Sie in jeder Trainingseinheit immer mit der Haltung und Gymnastik an und gehen Sie dann durch die einzelnen Funktionskreise.

Pacing Board

Ursprünglich war es tatsächlich ein Brett, auf dem in gleichmäßigem Abstand dünne Stäbchen angebracht waren. Diese dienten zum Trennen der Wörter oder Silben. Auf einem Blatt Papier kann man dies genauso darstellen. Sie sprechen also immer zwischen den Linien jeweils nur ein Wort oder eine Silbe, z.B. Heute _ ist _ ein _ guter _ Tag

Heute	ist	ein	schöner	Tag!

Pacing Board (Kopiervorlage)

Notizen